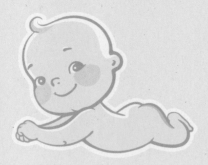

护理·早教

主编 马良坤

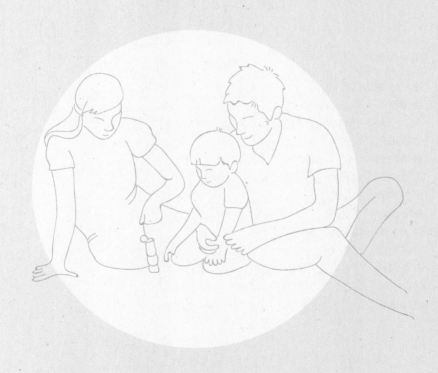

青岛出版社
QINGDAO PUBLISHING HOUSE

图书在版编目（CIP）数据

护理·早教 / 马良坤主编 . — 青岛：青岛出版社，
2021.4

ISBN 978-7-5552-9659-1

Ⅰ.①护… Ⅱ.①马… Ⅲ.①婴幼儿–护理–基本知识②婴幼儿–早期教育–基本知识 Ⅳ.① R174 ② G61

中国版本图书馆 CIP 数据核字 (2020) 第 221582 号

《护理·早教》编委会

主　编	马良坤
副主编	孙　静
编　委	石艳芳　张　伟　石　沛　王艳清　乔会根
	杨　丹　余　梅　李　迪　熊　珊

书　名	护理·早教 HULI ZAOJIAO
主　编	马良坤
出版发行	青岛出版社
社　址	青岛市海尔路182号（266061）
本社网址	http://www.qdpub.com
邮购电话	0532-68068091
策划编辑	刘晓艳
责任编辑	袁　贞
封面设计	夏　琳
特约编辑	郑海涛
全案制作	悦然文化
内文图片	悦然文化　海洛创意
印　刷	青岛乐喜力科技发展有限公司
出版日期	2021年4月第1版　2021年4月第1次印刷
开　本	16开（170mm×240mm）
印　张	13
字　数	180千字
图　数	203幅
书　号	ISBN 978-7-5552-9659-1
定　价	49.00元

编校印装质量、盗版监督服务电话：4006532017　0532-68068050

序

　　提前拜读了马良坤教授主编的这套"马良坤科学孕产育儿"系列丛书，心里着实为准备成为父母的年轻人感到高兴。现代社会，养育孩子早已不是简单的吃饱穿暖，父母都希望孩子得到最好的照顾。而备孕、怀孕、分娩、育儿确实不是大家想象得那样简单，需要掌握很多的专业知识。第一次做父母的年轻人，往往缺乏专业知识和实践经验，面对网络上真假难辨的孕产育儿信息，难免会无所适从。

　　马良坤教授主编的这套孕产育儿图书共六本，包括《备孕·怀孕》《胎教·抚触》《分娩·坐月子》《产后恢复·塑形》《母乳·辅食》《护理·早教》，介绍了年轻父母所需要的从备孕、怀孕到育儿的先进理念和科学养育方法。书中细致地阐述了备孕的注意事项、孕期的营养和运动方案、分娩时和月子期的科学应对、产后恢复的方法，以及婴幼儿的喂养、护理和早期教育方法等，其中介绍的许多操作方法简便又实用，使年轻父母可以获取一些解决问题的捷径。

　　马良坤教授既是一位具有丰富临床经验的妇产科医生，又是一位二胎妈妈，她清楚地知道年轻父母在面临生育问题时有怎样的困扰，也懂得如何有效地去解决这些问题。在忙碌的临床工作之余，马良坤教授还能抽出时间做科普工作，我相信她是带着一份为"推进健康中国建设，提升国民健康水平"而努力的使命感的。

　　真诚地希望读者能从这套孕产育儿图书中获益，也祝福大家都能拥有幸福美满的家庭！

黄正明

中国医药教育协会会长

联合国生态生命安全科学院院士

解放军总医院第五医学中心教授、博士生导师

前言

　　随着宝宝的第一声啼哭，我们正式进入爸爸妈妈的角色。我们关注这个小人儿的一举一动，看他（她）是不是吃饱喝足，有没有尿尿或拉臭臭，是眨眼了还是咧嘴笑了。宝宝一哭，总是牵动我们全身的神经，马上担心是没吃够还是没睡好，冷了还是热了，哪里不舒服了？相信大部分新手爸妈都有或多或少的育儿焦虑。

　　据调查，新手爸妈的焦虑主要来自两个方面：一是担心因养育不当而导致宝宝生病，二是担心因不懂教育而错过黄金早教期。

　　为此，北京协和医院马良坤教授组织编写了这本《护理·早教》，旨在给予新手爸妈有关孩子养育和早期教育的科学指导。本书结构上按新生儿期、婴儿期和幼儿期三个时间段来划分，具体从宝宝的喂养、日常护理、常见疾病、早教方案等方面介绍婴幼儿养育和教育方法，内容详实，方法科学，能够帮助新手爸妈快速掌握照顾宝宝的技巧。

　　没有人生来就会做父母，我们都需要不断学习，跟宝宝一起成长。希望在本书的帮助下，每个宝宝都能健康快乐地成长！

目录
CONTENTS

第1章 新生儿期（0~28天）

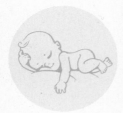
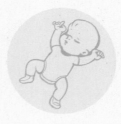
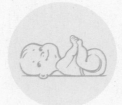

第 2 章　婴儿期（1~12 个月）

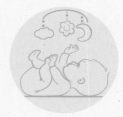

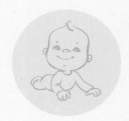

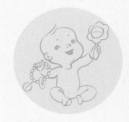

第3章 幼儿期（1~3岁）

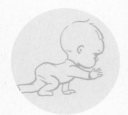

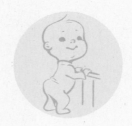

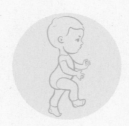

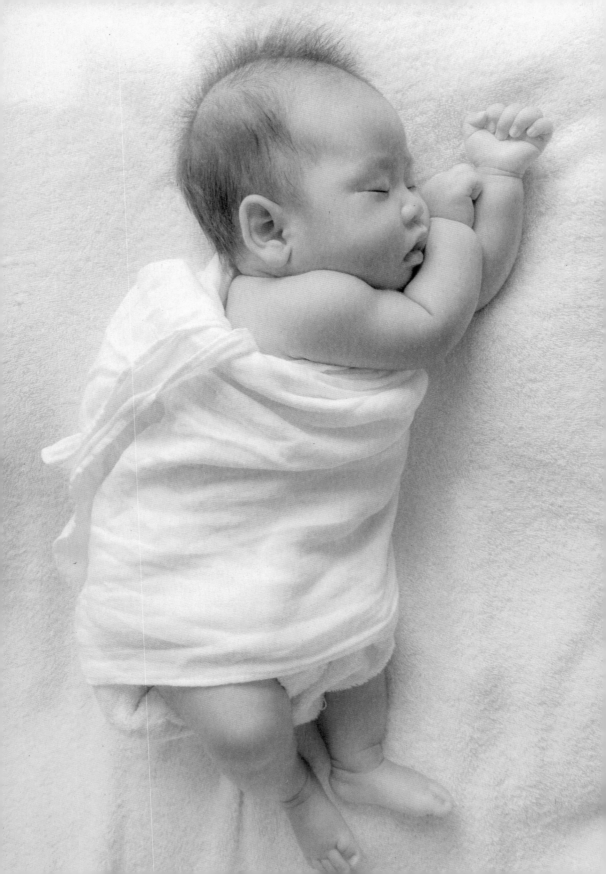

第1章

新生儿期
（0~28天）

宝宝的日常护理

生长发育进程

体格生长指标

	月龄	男宝宝	女宝宝
身长（厘米）	出生 15 天	45.2～55.8	44.7～55.0
	出生 28 天	48.7～61.2	47.9～59.9
体重（千克）	出生 15 天	2.26～4.66	2.26～4.65
	出生 28 天	3.09～6.33	2.98～6.05

感知觉发育

刚出生	**宝宝的视力：** 宝宝刚出生时都是"近视眼"，只能看清 15～20 厘米内的事物。有的宝宝还可能会有些对眼，妈妈们不必惊慌，这很正常，不代表日后视力不好。 **无意识的微笑：** 有的妈妈会发现宝宝在睡梦中笑了，也许你会认为宝宝是梦到好事儿了，其实宝宝这个时候的笑是毫无意义的，直到满月他才能逐渐懂得妈妈的逗笑。
出生 15 天	**听力：** 这个时候的宝宝已经能辨认出妈妈的声音了，他听到妈妈温柔的说话声、歌声，会感到很舒服。 **认知能力：** 此时宝宝已经具备了一定的认知能力，会哭着寻求帮助，亲人的怀抱会让他们停止哭闹，令他们感到安全和温暖。 **视力：** 随着月龄的增长，宝宝的视力会逐渐发育，对眼的现象也会消失。此时宝宝可以看到距离 50 厘米的光亮，眼球会随光转动。

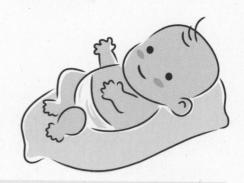

| 出生28天 | **听力：** 将宝宝放在安静的房间内，在距其一侧耳朵 20 厘米左右处晃动带声响的物体，如摇铃等玩具，他可以将头转向发出声音的方向。
头颈部力量： 妈妈把宝宝竖着抱起，让宝宝的头靠在自己的肩膀上，用手轻轻扶住，查看宝宝头部是否可以自己竖直，此时有的宝宝头能独自竖直 2 秒。
视力： 仰卧时，爸爸妈妈用宝宝感兴趣的物体，在其视线内来回移动，宝宝的眼球能跟随物体转动。 |

运动发育

刚出生	宝宝刚出生时就已经具备了一些运动能力，但是非常有限，主要是原始反射。他们的行为多是无规则、不协调的动作。 **迈步反射：** 如果用手臂托着宝宝的腋下，让其脚底接触平面，宝宝就会做出迈步的姿势，好像在行走。此反射一般在宝宝 2 个月大时消失。 **觅食反射：** 如果你用手指轻轻地触碰宝宝的嘴角或面颊部，宝宝就会将头转向刺激侧，噘起嘴。此反射一般在 4~7 个月消失。 **握持反射：** 如果用手指轻轻叩击宝宝的手掌，他会做出握紧拳头、抓住手指的动作。此反射一般在 3~4 个月消失。 **拥抱反射：** 当宝宝受到惊吓或突然失去支持时，会表现出上肢先伸直外展再屈曲内收的动作，很像拥抱姿势。这个反射一般在 3~6 个月消失。
出生15天	**上肢运动：** 可以屈伸手臂，将手放到自己的视力范围内。 **短暂抬头：** 随着颈部力量的增强，宝宝俯卧时，会自然地出现头部向上扬的动作，头部会短暂抬起 1~2 秒。
出生28天	**肢体运动：** 宝宝在愉悦状态下会出现上下肢的律动，看起来很像在骑自行车。 **颈部力量：** 宝宝俯卧时，头部可以抬起并转向一侧。 **抓握力：** 宝宝仰卧在床上时，将宝宝感兴趣的摇铃或妈妈的手指放在他的掌中，宝宝能将拳头握紧，并紧握 5 秒以上。

· 心理特点

新生儿出生后就具有愉快和不愉快的情绪。只是这些情绪都是与他的生理需要联系在一起的，如吃饱、穿暖、睡好就愉快；当需要不能满足，如饥饿、疲倦、未睡好时就要哭闹。

哭声是新生儿表示需要的语言，他会用哭声和成人交流，以使他人关注自己的生理和心理需要，提醒成人不要忽视他的存在。在新生儿哭的同时，呼吸及发音器官也得到了锻炼和发展。

新生儿生来就会笑，这是本能的、生理性的微笑。3周后，由于经常接触妈妈的爱抚、搂抱和喂奶，建立了条件反射，每当听见妈妈的声音或看到妈妈的脸，宝宝就会微笑，这是依恋妈妈情感的开端。

这个阶段，妈妈应及时满足宝宝的生理和心理需求，多与宝宝说话，多抚摸、抱宝宝，这能帮助新生儿发展信任感。

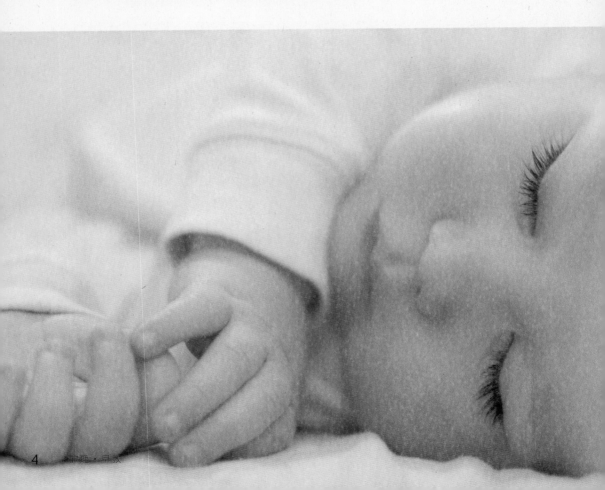

囟门护理

· 什么是囟门

刚出生的宝宝头顶有两块没有骨头的"天窗"，医学上称为"囟门"。

· 宝宝的前囟和后囟

刚出生时，颅骨尚未发育完全，在头顶有两个没有颅骨覆盖的区域，这两个柔软的、有时能看到跳动的地方，就是我们通常所说的前囟和后囟。

前囟门位于头顶的稍前方，大小约为 1.5 厘米 ×2 厘米，平坦或稍有凹陷，由于此处无颅骨保护，所以不能用力按压。前囟通常在宝宝 1～1.5 岁闭合，最迟于 2 岁闭合。

后囟"性子比较急"，出生时就很小或已闭合，最迟于宝宝出生后的 6～8 周闭合。

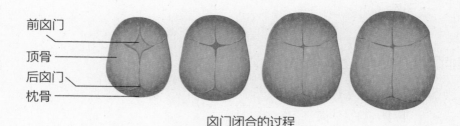

前囟门
顶骨
后囟门
枕骨

囟门闭合的过程

· 剃锅铲头保护囟门

给宝宝理发时，即使剃光头，也最好留一簇头发在囟门处，这种锅铲头可不只是为了造型，更是为了保护囟门少受伤害。

· 戴好帽子保护囟门

带宝宝外出时，最好给宝宝戴上帽子。夏季外出戴上遮阳帽，冬天外出戴上较厚的帽子，在保护囟门的同时又减少了热量散失。此外，注意别让坚硬的物品伤到宝宝的囟门。

· 囟门状态能提示哪些健康问题

1 囟门隆起提示颅内压增高，可能存在颅内感染、维生素 A 中毒等。

2 囟门凹陷多见于因腹泻等导致脱水的宝宝，或者营养不良的宝宝。

3 囟门早闭指前囟提前闭合。此时必须测量宝宝的头围，如果明显低于正常值，可能是脑发育不良。

4 囟门迟闭指宝宝两岁后前囟仍未闭合，多见于佝偻病、呆小症等。

5 囟门过大常见于脑积水、佝偻病。

6 囟门过小有可能是小头畸形。

· 如何清理宝宝头上的乳痂

乳痂是每个新生儿都会有的，这些乳痂如果不清理会对宝宝的健康产生影响。因为乳痂内有大量污垢，一旦宝宝抓破头皮，易导致感染。此外，如果乳痂把囟门遮挡住，会影响家长和医生通过囟门的情况来判断宝宝的健康状况。

可以通过下面的方法清理乳痂：

1 洗澡时，将水轻轻地淋在宝宝头上，在长乳痂的位置擦一点宝宝油或者橄榄油（注意别把水溅到宝宝的眼睛和耳朵里）。

2 过 10~20 分钟，待乳痂软化后，用软硬适度的梳子把大块的乳痂梳松，然后用宝宝洗发水把乳痂清洗掉即可。

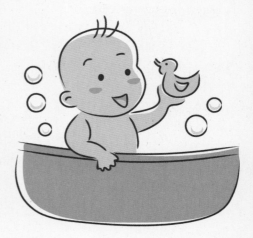

脐带残端护理

• 什么是脐带

脐带是孕期母体供给胎儿营养和胎儿排泄废物的通道，内有两条动脉和一条静脉。

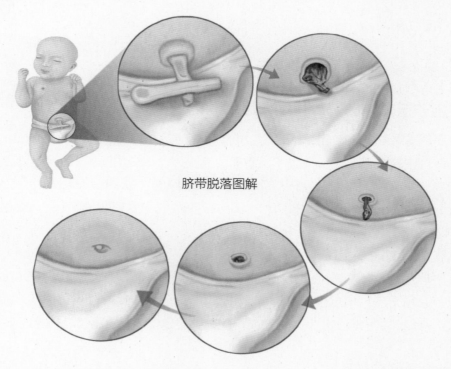

脐带脱落图解

胎儿出生后，医务人员会将脐带结扎，切断。宝宝出生后的 5 ~ 15 天，脐带残端会逐渐变干变黑，最后自然脱落。在脱落时，可能会有一点血迹，是正常的。但是，如果宝宝脐部红肿，有脓性分泌物或臭味，或出现发热、嗜睡、食欲缺乏等不适症状，一定要及时咨询医生，有可能是脐部感染的信号。

• 新生儿脐带残端的护理

脐带剪断后有一个伤口，如护理不周，将成为致病菌侵入机体的门户。

正常情况下，在宝宝出生后 5 ~ 15 天，脐带残端就会自然干燥并脱落。在脐带残端脱落之前，爸爸妈妈们应按照下面的方法护理：

1 每天消毒脐带残端及脐周皮肤。将宝宝放在床上，左手协助曝露宝宝的脐部，右手用蘸有 75% 酒精的医用棉签由内向外呈螺旋形慢慢擦拭，把脐带残端周围的分泌物等彻底擦干净。

2 每次洗澡时尽量避免浸湿脐部，洗澡后应消毒脐带残端及脐周皮肤。

3 每次更换尿布时，注意不要遮挡脐部，同时避免尿布边缘摩擦脐部。如发现脐部被尿液或大便污染，应及时清洁、消毒。

4 如发现脐部潮湿，建议用 75% 的酒精棉签擦拭，同时注意观察分泌物的颜色及有无异味。

· 宝宝脐带残端脱落过程中会遇到的问题

脐带残端有分泌物怎么处理

愈合中的脐带残端经常会渗出清亮的或淡黄色黏稠的液体，属于正常现象。脐带残端脱落后，脐窝会有少许液体渗出，这是由于残端脱落的表面还没有完全长好、肉芽组织里的液体渗出所致，用 75% 的酒精轻轻擦干净即可。一般每天擦 1~2 次，2~3 天后脐窝就会干燥。

脐周发红是怎么回事

脐带残端一经脱落，肚脐就形成了。在脐带残端脱落的过程中，肚脐周围常常会轻微发红，这是正常现象，不用担心。但是，如果肚脐和周围皮肤变得很红，而且用手摸起来感觉皮肤发热，那很可能是脐部出现了感染，要及时带宝宝去医院看看。

新生儿脐炎

护理脐带残端时，我们特别注重"干净、干燥"，也就是说，只要保持干净和干燥，就能减少感染的机会。每天清洁双手之后，用 75% 的酒精棉签给宝宝的脐部消毒，一旦发现脐周皮肤红肿，或伴有少量脓性分泌物，应及时带宝宝去医院检查。脐炎症状较轻者可用 3% 过氧化氢或碘伏清洗，每日 2~3 次；脐周炎症扩散或伴有全身症状者需应用抗生素治疗；如有脓肿形成，则需要切开引流。

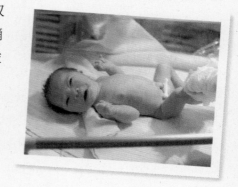

纸尿裤的选择及更换

· 如何选购宝宝的纸尿裤

宝宝的新陈代谢，尤其是水代谢非常活跃，而且膀胱又小，每天要排好多次尿。如果护理不好，屁屁容易经常处于潮湿的状态，长期如此容易形成尿布疹。所以，在给宝宝选择纸尿裤时，应挑选那些含有高分子吸水树脂的。这样的纸尿裤吸水能力强，可把尿液锁在中间不回渗，因此能使宝宝的小屁屁保持干爽，从而预防尿布疹的发生。

宝宝的皮肤比成人的皮肤薄，非常娇嫩。因此，与宝宝皮肤直接接触的纸尿裤内面应柔软舒适，就像棉绒内衣一样，弹力腰围和腰贴也应如此。而且，纸尿裤的原料不应含有刺激性的成分，以免引起过敏。

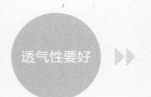

当环境温度升高时，如果湿气和热气不能及时散出，宝宝的屁屁就会潮湿，容易引起热痱和尿布疹。因此，选择纸尿裤在考虑超强吸水力的同时，也要注意它的透气性。如果只是尿液被吸收了，热气和湿气还聚集在纸尿裤里，就会滋生细菌，并且容易诱发尿布疹。

· 何时更换纸尿裤

　　以下是一些可以选择的更换纸尿裤的时机：在每次喂奶之前；在每次大便之后；在新生儿睡觉之前；当新生儿醒来时；带新生儿外出之前。

　　新生儿每天的大小便次数比较多，所以需要频繁更换纸尿裤，一般每2个小时就要换一次。随着新生儿的不断成长，纸尿裤的更换次数会逐渐减少，开始时平均每天10次左右，逐渐减少到每天6次左右。

· 图解更换纸尿裤步骤

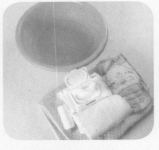

1 在更换纸尿裤时，手边应当准备好：一片干净的纸尿裤，一包湿纸巾，一条新生儿隔尿垫，一条软毛巾，一小盆温水，护臀膏。一定要在更换之前将一切准备就绪，千万不要将宝宝独自留在床上。

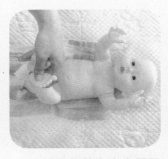

2 将隔尿垫垫在宝宝屁股下方，打开宝宝身上的纸尿裤，如果有大便，先用湿巾从前往后擦干净。然后用毛巾蘸水将宝宝的屁股洗干净。

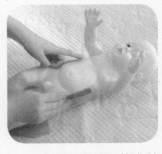

3 准备好纸尿裤。找准前后面，有印花腰贴的是纸尿裤的后面。打开纸尿裤，让内侧的立体护围直立起来。但手不要碰到里面，以免引起感染。

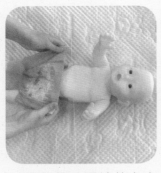

4 把新的纸尿裤放在宝宝屁股下，纸尿裤后片（有腰贴的一边）置于婴儿的屁股后面，使纸尿裤的上缘与宝宝的腰际等高。注意暴露脐部，纸尿裤的上缘不要摩擦到脐带残端。

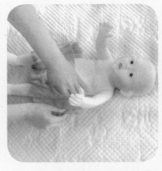

5 将前片提起，用中间部分把宝宝的屁股包起来。注意两腿处不要有缝隙，且提起纸尿裤时，要用双手的食指顺着立体护围的内侧展开。

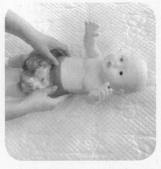

6 固定腰贴。一只手固定好纸尿裤的前片，另一只手把两侧腰贴拉过来，左右对称地贴好。最后再整理一下两侧大腿处的护围，防止侧漏。

正确给宝宝洗澡

新生儿新陈代谢旺盛，很容易出汗，且大小便频繁，皮肤皱褶处容易滋生细菌，需要经常洗澡。此外，经常给宝宝洗澡还能锻炼宝宝的皮肤和肌肉，促进生长发育。

· 洗澡前的准备

1 物品准备。准备好浴盆、水温计、大毛巾、小面巾、浴巾、干净衣服、尿布、75% 酒精、棉签，放在伸手可及的地方。

2 调节室温。室温以 24～28℃为宜，关闭门窗。

3 调节水温。倒水时应先放凉水，后加热水，将水温调至 38～40℃，以肘部内侧测试水不烫为宜，也可用水温计测量。

4 调节水量。浴盆内盛 2/3 盆水，为了安全，婴儿身体的大部分要保持在水面以上。

· 新生儿洗澡的步骤

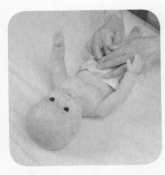 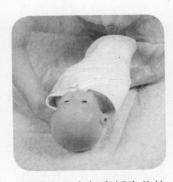 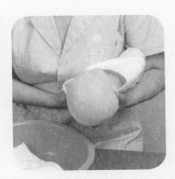

1 为新生儿脱衣，保留纸尿裤。

2 用大毛巾包裹新生儿的全身。

3 抱住新生儿时，用手掌托住新生儿头颈部、前臂托住脊柱。

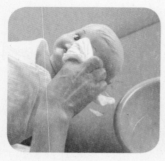

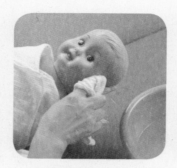

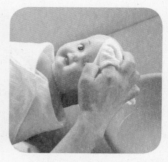

4 先用小面巾擦洗眼部，从内眼角向外眼角擦拭。

5 顺势擦洗耳朵，同样方法擦洗另一侧。

6 然后继续擦洗面部（额部—脸颊—鼻翼—下颌），如果鼻腔有分泌物，可以用棉签清洁。

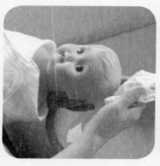

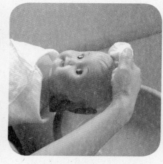

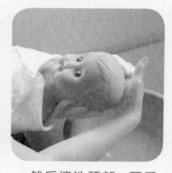

7 洗完脸后，擦干，接着给新生儿洗头发。

8 右手用柔软的毛巾擦洗头发，并轻轻按摩婴儿整个头部。

9 然后擦洗颈部、耳后，最后再用清水冲洗，用大毛巾擦干头部。

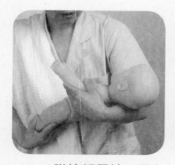

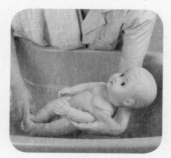

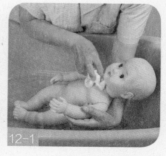

10 脱掉纸尿裤，用左手握住新生儿左肩及腋窝处，使其头颈部枕于前臂，右手握住新生儿腿部，使其臀部位于右手掌上。

11 将新生儿双脚或双腿轻轻放入水中，再逐渐让水慢慢浸没臀部。

12 用右手依次清洗颈下、前胸、腋下、腹部、手臂、腹股沟、腿脚。注意洗净皱褶处。

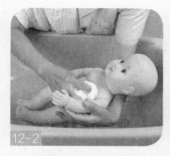

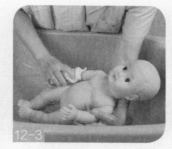

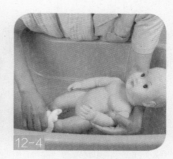

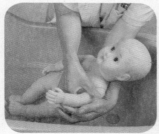

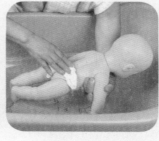

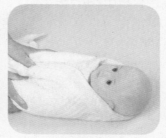

13 使新生儿头颈部枕于左前臂，右手手掌托住前胸，翻转，使新生儿趴在右前臂上。

14 用左手依次清洗后背、腰部、臀部、会阴、肛门。洗完后再将新生儿反转到正面朝上。

15 洗完后，双手托住其头颈部和臀部将新生儿抱出浴盆，放在干浴巾上迅速沾干身上水分，用浴巾包裹。

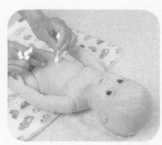
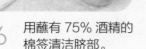

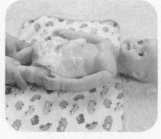

16 用蘸有 75% 酒精的棉签清洁脐部。

17 然后穿好纸尿裤，准备穿衣服。

洗澡的注意事项

- 应在喂奶 1 小时后进行洗澡，以防止呕吐或溢奶。
- 保证不让水进入新生儿耳内、眼内。
- 洗澡时间不宜过长，以 10 分钟左右为宜。

- 洗澡时注意检查新生儿全身各个部位，若发现异常，应及时处理。
- 洗澡时应关注新生儿的状态，如新生儿哭闹、表现异常，应立即调整。

宝宝的睡眠

· 不用给宝宝准备枕头

刚出生的宝宝一般不需要使用枕头，刚出生的宝宝平躺睡觉时，背和后脑勺在同一平面上，颈、背部肌肉自然松弛，加上婴儿头大，几乎与肩同宽，侧卧时头与身体也在同一平面上，因此可以不用枕头。

· 一哭就抱使不得

有些宝宝会在睡梦中突然哭起来，这时不要立马抱起宝宝，父母可以反应慢半拍，给宝宝一个自我调整的时间，或是采取以下方法让宝宝安然入睡：

1 用手轻轻抚摸宝宝的头部，一边抚摸一边发出低低的"哦哦"声。

2 将宝宝的手臂放在胸前，保持在子宫内的姿势，也能让宝宝产生安全感，使其尽快入睡。

· 不宜摇晃哄睡

有时宝宝哭闹不停，妈妈就会摇晃着宝宝让其入睡。其实，这种做法是不对的，因为过分摇晃会让宝宝大脑受到一定的震动，影响脑部的发育，严重的会使尚未发育完善的大脑与较硬的颅骨相撞，造成颅内出血。尤其是低月龄宝宝更不宜摇晃哄睡。

· 不要让宝宝含着乳头睡觉

由于宝宝正处于快速生长期，很容易饿，晚上也需要频繁吃奶，有时候妈妈会不自觉地让宝宝含着乳头睡觉，这样做非常不可取。

因为这样做既会影响宝宝睡眠，难以让宝宝养成良好的吃奶习惯，还容易造成窒息。此外，宝宝长期含着乳头睡还会导致妈妈乳头皲裂。在宝宝睡得不太踏实的情况下，妈妈可以哼点儿歌，能让宝宝睡得更香甜。

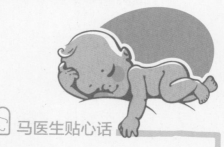

马医生贴心话

宝宝睡觉时，环境不用太安静

宝宝睡觉时，有些妈妈会要求家人走路蹑手蹑脚，不能发出任何声响，怕打扰宝宝睡觉。实际上，宝宝睡觉时，只要适当放小音量就行，保持一定的生活声音是可以的。如果让宝宝养成必须在完全安静的环境下才能睡觉的习惯，会让其睡觉不踏实，有点轻微响动就会惊醒，不利于提高宝宝的睡眠质量。

如何抱起和放下宝宝

新生儿娇弱、柔软，新手爸妈往往不知道如何抱。实际上，新生儿也没有爸爸妈妈想得那么弱，只要抱宝宝的方法合适，是不会对宝宝有影响的。抱宝宝前，爸爸妈妈需要用眼神或说话声音引起宝宝的注意，这样可以避免吓到宝宝，正确抱宝宝的方法可参照下图。

从床上抱起

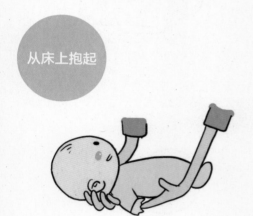

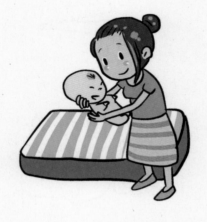

1 托住头颈部和腰背部。一只手伸进脖子下方，用手掌托住宝宝的头颈部，另一只手托住宝宝的腰背部。

2 妈妈的腰部稍微弯曲，将宝宝拉向妈妈的方向抱起来。妈妈要维持腰部弯曲的姿势。

喂母乳时

摇篮抱法，这是喂奶的基本姿势，将宝宝放在大腿上，用手肘的内侧托住头部，让宝宝侧躺后拉过来抱着。

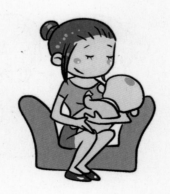

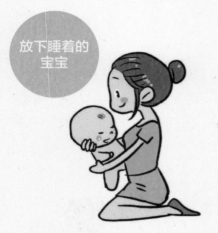

放下睡着的宝宝

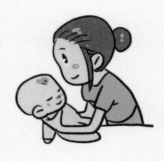

1 放下宝宝时，为了不让宝宝醒来，可抱着宝宝弯曲两膝，跪坐在地上。

2 身体前倾，先将宝宝的屁股放在床上，让宝宝躺下，然后把手从宝宝身后轻轻抽出。

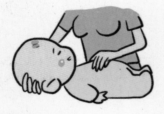

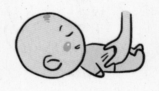

3 将宝宝的头放在床上。

4 放下宝宝后为了不让宝宝的后背硌着，抚摸着后背整理一下衣服。

将宝宝递给对方时

哄宝宝或让宝宝睡觉时

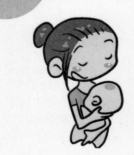

一只手放在宝宝两腿间托住屁股，另一只手托住宝宝的头颈部和肩膀。从宝宝的头开始，将宝宝的身体慢慢放到对方手上。

一只手托住头颈部，另一只手托住屁股，竖着抱宝宝。跟宝宝对视着轻轻拍屁股，缓慢地左右晃动。

夜间护理

夜间护理要做哪些准备

环境调适：妈妈和宝宝的房间应保持适宜的温湿度，冬天干燥时应使用加湿器，夏天闷热潮湿时可以开空调。

避免让宝宝裸睡：天冷时，可以给宝宝穿透气性好的睡衣或使用睡袋；天热时，可以穿肚兜，或用薄毛巾盖住宝宝的肚子。

夜间护理用品

哺乳用品：如果是母乳喂养，只要准备擦拭乳房的干净毛巾；人工喂养需要准备消过毒的奶瓶、奶粉等用品，并将它们放在方便拿取的地方。

衣物：宝宝晚上睡觉时最好穿纸尿裤，这样就不用每次小便都起来，可以中间更换一次纸尿裤。如果宝宝晚上拉臭臭，就要起来清洗屁屁、换纸尿裤。

安抚用品：如果宝宝很依赖安抚奶嘴等，爸妈就应该把安抚奶嘴放在离床边不远的地方，以便安抚半夜醒来的宝宝，让宝宝尽快再次入睡。

宝宝夜间可能遇到的问题和解决办法

- 饿了——需要给宝宝喂奶。
- 大小便了——及时换尿布或纸尿裤。
- 过冷或过热——增减衣物。
- 衣服不舒服——调整衣服的松紧，抚平皱褶。
- 被蚊虫叮咬了——抹点止痒水，帮宝宝按摩皮肤，安抚宝宝。
- 突发疾病——查看宝宝生命体征，处理紧急情况。

夜间喂奶需要注意什么

晚上喂奶要避免光线过暗，否则妈妈不容易观察宝宝的状态，不容易及时发现宝宝是否溢奶。妈妈在困倦状态下喂奶，很容易忽视乳房是否堵住宝宝的鼻孔，应尽量清醒一点再喂奶。3个月以前，宝宝夜间吃奶频繁，随着月龄增长，宝宝的夜间睡眠时间延长，吃奶次数就少了。

宝宝的喂养方法

本阶段宝宝营养需求

无论是足月分娩的宝宝，还是早产的宝宝，对热量、蛋白质、脂类、矿物质、维生素的需求量都很大。

· 足月儿对热量的需求

第一周为每千克体重 60 千卡（1 千卡 ≈ 4.184 千焦），第二周以后热量需求为每千克体重 90 千卡。

· 新生儿对蛋白质的需求

母乳喂养的宝宝，每天每千克体重大约需要 2 克蛋白质；用配方奶粉喂养的宝宝，每天每千克体重需要 3~5 克蛋白质。

· 新生儿对各类矿物质和维生素的需求

新生儿每天推荐摄入 200 毫克钙、0.3 毫克铁、300 微克维生素 A、10 微克维生素 D 等。

· 新生儿是否需要喝水

母乳喂养的宝宝在新生儿期不需要额外喝水，人工喂养的宝宝在喝奶的间隔时间里可以喂水 30~50 毫升。

不容忽视的"初乳"

· 初乳，为什么被称为"液体黄金"

初乳一般是指妈妈在孕晚期及产后 4~5 天内分泌的乳汁，量少、色黄、较稠，常常被称为"液体黄金"。颜色发黄的原因是初乳中富含维生素 A，较稠是因为蛋白质含量高。另外，初乳中脂肪含量会偏低一点。

初乳可以提供宝宝出生后几天内所需的营养、液体和免疫物质，对宝宝的生长发育非常重要，是新生儿不可或缺的第一顿"营养餐"。

初乳量那么少，够宝宝吃吗

宝宝出生前几天的食量比较小，不用担心宝宝饿着。下面的图表展示的是宝宝出生前几天的食量。

出生第一天
需奶量5~7毫升
相当于豌豆大小

出生第二天
需奶量10~13毫升
相当于葡萄大小

出生第三天
需奶量22~27毫升
相当于红枣大小

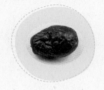

出生第四天
需奶量36~46毫升
相当于乒乓球大小

出生第五天
需奶量43~57毫升
相当于鸡蛋大小

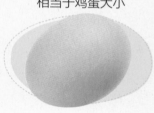

喝了初乳的宝宝抵抗力强

初乳中含有许多成熟母乳中不包含的珍贵营养成分和抗体，能够有效增强宝宝呼吸道和胃肠道的抵抗力，初乳中的巨噬细胞及其他免疫活性细胞都可以直接或间接地杀灭细菌。

另外，初乳中的蛋白质含量差不多是成熟母乳的两倍，而且更容易被宝宝吸收。此外，初乳中维生素 A、牛磺酸和矿物质的含量也非常丰富，随着时间延长，母乳中蛋白质和矿物质的含量会逐渐减少。

· 为什么剖宫产的宝宝吃到初乳的概率小

剖宫产宝宝吃到初乳的概率会小于顺产宝宝。这是因为有的剖宫产妈妈顾虑麻药和抗生素在母乳中有残留，放弃了给宝宝吃初乳的机会。

事实上，剖宫产对母乳喂养是有一定影响的，因为剖宫产妈妈不能及时实施第一次拥抱以及早开奶。不过，尽管剖宫产使分娩和新生儿保健变得复杂，但是不影响母乳生成。世界卫生组织及联合国儿童基金会发布的相关资料显示，剖宫产后常用的抗生素等药物不影响母乳喂养。手术后一旦恢复知觉，妈妈就可以与宝宝皮肤接触，开始哺乳。需要提醒的是，剖宫产妈妈抱宝宝和哺乳时需要更多的帮助。

· 早产宝宝如何吃到初乳

若新生儿由于早产、疾病或其他一些原因需要与妈妈分开，不能在第一时间吃到母乳，那也不要紧，妈妈可以尽早把初乳挤出，用干净的容器储存起来。如果医院允许，妈妈可以把挤出来的初乳交给护士，拿给宝宝喝。

如果宝宝暂时不能吃初乳，妈妈可以将挤出的初乳放到冰箱储存起来，如果宝宝 24 小时内能喝，就放在冰箱里冷藏；如果宝宝 24 小时内不能喝，就放在冰箱冷冻室里储存。等到宝宝可以吃母乳的时候，再把初乳复温之后喂给宝宝吃。

在此期间，妈妈要按时挤奶、热敷乳房，避免乳汁淤积造成涨奶，引起乳房胀痛。

妈妈经验谈

糖水、奶粉，尽量不要着急喂

新生儿是伴着水、脂肪和葡萄糖存储而诞生的，最初几天，少量的初乳完全能满足需求，并不需要额外添加任何饮料和代乳品。如果添加，只会给母乳喂养造成不良影响。

宝宝的胃口有限，如果喂奶前给他喂水、喂糖水或其他代乳品等，宝宝有了满足感，就会降低对母乳的兴趣，不会主动且有力地吸吮乳头，从而导致乳房缺乏吸吮刺激，进而引起泌乳量减低，长此以往不利于母乳喂养和宝宝的生长发育。

喂母乳有哪些好处

营养丰富的母乳，是最理想的新生儿"口粮" ▶ 母乳中含有较多的不饱和脂肪酸和乳糖，钙、磷比例适宜，便于消化和吸收，不易引起过敏、腹泻和便秘等。另外，母乳中还富含可以促进新生儿大脑发育的牛磺酸，有助于新生儿智力发育。

母乳喂养可以提高新生儿抵抗力 ▶ 母乳中含有多种可增强新生儿免疫功能的物质，能帮助新生儿预防各类感染。特别是初乳中含有吞噬细胞及其他免疫活性细胞，这是任何代乳品所没有的。

母乳较少引起过敏 ▶ 母乳中的乳蛋白不同于牛奶中的乳蛋白，对于过敏体质的新生儿，母乳喂养可以减少牛乳蛋白过敏所引起的腹泻、气喘、湿疹等过敏反应。

母乳喂养可促进亲子间的感情建立与发展 ▶ 在母乳喂养过程中，妈妈对新生儿的照顾、抚摸、拥抱等身体的接触，都是对新生儿的良好刺激，不仅能够促使母子感情日益加深，而且能够使新生儿获得满足感和安全感，促进其心理和大脑的发育。

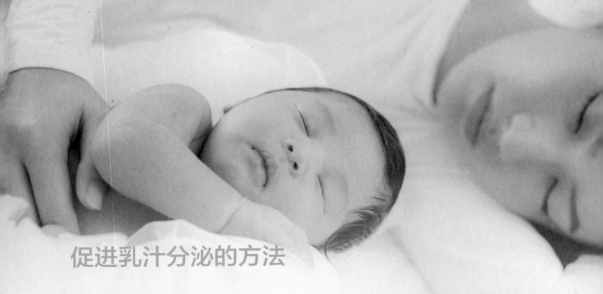

促进乳汁分泌的方法

· 母婴同室

如果妈妈和宝宝都没有异常情况，建议母婴同室，使妈妈及早建立泌乳、排乳的反射，这种反射建立越早越有利于母乳喂养。同时，母婴同室还能加强亲子依附关系、增进母子感情，也能够提升妈妈母乳喂养的信心。

· 早吸吮

1 宝宝出生后吸吮欲望强烈，尽早喂奶能使宝宝很快学会吃奶。

2 母乳中的低聚糖可帮助宝宝建立正常的肠道菌群和免疫系统。

3 促进子宫收缩，帮助妈妈身体恢复。

4 尽早建立泌乳和排乳反射，促进乳汁分泌。

· 调适心情

哺乳妈妈的情绪会在一定程度上影响乳汁的分泌。

心情不好有些是家庭琐事引起的，而有些是产后激素变化引起的，无论是哪种原因造成的心情低落，妈妈都应学会自我调节。听音乐、和小区里其他妈妈多交流、找个朋友倾诉一下，这些都是调节情绪的好方法。

· 见缝插针地补觉

此时妈妈最大的痛苦就是睡眠不足，晚上每2~3小时喂一次奶，整夜的睡眠时间被切成了碎片，很难获得良好的休息。很多妈妈有过这样的体会，如果能美美地睡一觉，醒来意外发现乳汁增多，因为睡眠也是影响乳汁分泌的重要因素。

建议妈妈在宝宝睡觉的时候抓紧睡一觉，同时，白天可以请家人帮忙多照顾宝宝，以获得一个比较完整的睡眠，促进身体恢复和泌乳。

母乳喂养成功的关键

· 抓住开奶的最佳时间

产后半小时让宝宝吸吮乳头

宝宝出生半小时内，让宝宝吸吮妈妈的乳头，宝宝的吸吮能有效刺激妈妈分泌催乳素，从而促进乳房分泌乳汁。

产后 24 小时内进行乳房按摩

最好在初期做乳房按摩进行开奶。按摩乳房前需要热敷一下乳房，尤其是有硬结的地方多敷一会儿，能减少按摩时的疼痛感。

· 按需哺乳

新生儿在出生 1~2 周内，吃奶的次数会比较多，有的宝宝一天可能吃奶十几次，即使在后半夜，吃得也比较频繁。到了 3~4 周，宝宝吃奶的次数会明显减少，一般每天 7~8 次，后半夜往往一觉睡到天亮，可以坚持 5~6 小时不吃奶。

即使是刚刚出生的宝宝也是知道饱和饿的，什么时候该吃奶，宝宝会用自己的方式告诉妈妈。如果妈妈乳汁不足，宝宝吃不饱，要增加哺乳次数，实在不够时再考虑混合喂养。

 马医生贴心话

母乳不足的妈妈要注意

1. 坚定信心。想要让母乳增多，妈妈自身就得有坚定自己哺乳的决心。宝宝出生以后，要让宝宝频繁吮吸乳头，以便刺激乳腺分泌乳汁。

2. 不要马上补充奶粉。在宝宝出生一周内，即使母乳很少，也尽量不要马上使用奶粉。因为宝宝一吃奶粉，吸吮力度就会下降，母乳也就会越来越少。

3. 不要焦躁。要保持精神愉悦，心情焦躁会影响乳汁分泌。更要注意休息和睡眠，千万不能过度疲劳。

4. 饮食调理。食物要种类丰富，还要增加水分的摄入，流质食物就是很好的选择，如汤、粥等。

· 判断宝宝的吸吮是否有效

宝宝吃奶时，如果进行有效吸吮，就能吃得饱；如果是无效吸吮，就吃不饱，还会导致妈妈出现涨奶。

有效吸吮

- 嘴张大，口唇外翻，含住乳头和乳晕；
- 吸吮慢而深，有停顿；
- 吸吮时能听到吞咽声；
- 吃饱后嘴松开乳房，有满足感；
- 妈妈有奶阵出现的感觉。

无效吸吮

- 吸吮快而浅；
- 吸吮时面颊内陷，基本无吞咽声；
- 易把宝宝和乳房分开；
- 妈妈无奶阵出现的感觉。

标准的含接姿势

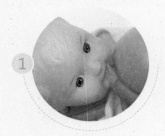

① 哺乳时妈妈用乳头轻触宝宝上唇，诱导宝宝含乳。

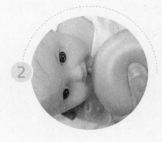

② 妈妈的乳头应深入宝宝的口中。

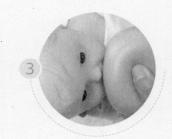

③ 宝宝应将大部分乳晕含在口中。

哺乳的正确姿势

· 顺产妈妈

侧卧式，适合夜间哺乳

妈妈在晚上哺乳或想放松一下时，可采用这种姿势。妈妈侧卧在床上，让宝宝面对乳房，一只手揽着宝宝的身体，另一只手将乳头送到宝宝嘴里，然后用食指和中指夹点乳头，以防堵住宝宝鼻孔。

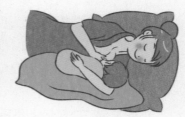

摇篮式，简单常用

摇篮式是最常见的一种哺乳方式。妈妈坐在有扶手的椅子上（也可靠在床头），坐直，把宝宝抱在怀里，胳膊肘弯曲，宝宝后背靠着妈妈的前臂，不要弯腰或者探身。另一只手放在乳房下以"C"字形支撑乳房，让宝宝贴近乳房，喂奶。

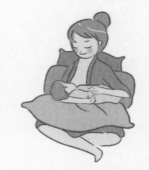

半躺式，不容易呛奶

在分娩后的最初几天，妈妈坐起来仍有困难时，以半躺式的姿势喂哺宝宝最为适合。后背用枕头垫高上身，斜靠躺卧，让宝宝横倚在妈妈的腹部进行哺乳。对于乳汁流速过快的妈妈来说，这个姿势不容易让宝宝呛奶。

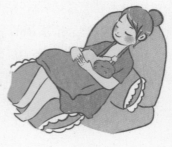

揽球式，特别适合双胞胎妈妈

这个姿势对乳房很大、宝宝太小或喂双胞胎的妈妈尤为适合，也适合剖宫产妈妈（避免压迫到腹部手术伤口）。将宝宝抱在身体一侧，胳膊肘弯曲，用前臂和手掌托着宝宝的身体和头部，让宝宝面对乳房，另一只手将乳头送到宝宝嘴里。妈妈可以在腿上放个垫子，宝宝会更舒服。

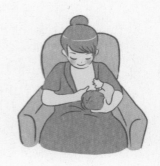

剖宫产妈妈哺乳全攻略

剖宫产妈妈不用过分担忧哺乳问题

由于剖宫产妈妈的身体没有经历自然分娩的过程，体内的催乳素一时达不到迅速催乳的程度，乳汁分泌不及自然分娩的妈妈快。但是泌乳晚并不代表没有奶，只要后期剖宫产妈妈坚持正确哺乳，不会影响最终的母乳量。

为了促进乳汁分泌，剖宫产妈妈要让宝宝频繁吸吮，现在很多剖宫产手术是局部麻醉，妈妈自始至终是清醒的，所以完全可以跟顺产妈妈一样，在手术后半小时就让宝宝吃母乳。

掌握宝宝吃奶频率，不盲目催乳

宝宝出生的前两三天，其实不会太饿，需要的奶量非常少。妈妈们应做到的是每天保证让宝宝 24 小时内吃奶 8～12 次，充分的吸吮既能让宝宝吃到富含抗体的初乳，也能促进乳汁分泌。

早期给妈妈喝大量的催乳汤，这种做法不是爱妈妈，而是害了妈妈。产后妈妈会面临乳腺管不通畅的问题，此时如果食用过多催乳的汤汤水水，会造成产奶量增多但排不出来，宝宝也吃不了那么多，大量的乳汁淤积在乳房内，很容易引起乳腺炎。另外，妈妈产后立即大补，也会导致急性胃肠炎或胆囊炎。所以，产后第 1 周不要着急给妈妈喝催乳汤。

剖宫产妈妈必须掌握的 3 个正确哺乳姿势

由于腹部有伤口，剖宫产妈妈需要采用 3 种有别于顺产妈妈的"特殊的哺乳姿势"才能保护伤口不受挤压，同时又便于宝宝吸吮。

第一种姿势：平卧式哺乳

剖宫产妈妈术后 6 小时内会采取去枕平卧位，因此可采取平卧式哺乳方法。哺乳姿势如下：

妈妈平躺在床上，在其左侧或右侧腋下垫一个 5～8 厘米高的枕头或软垫，露出同侧的乳房。然后将宝宝面朝乳房侧卧于枕头上。妈妈的手臂扶着宝宝的背或在宝宝背后垫个小枕支撑其背部，另一侧手托住乳房，其他家人帮助宝宝衔接。

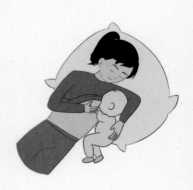

当剖宫产妈妈身体稍恢复时，可背靠床头坐或取半坐卧位哺乳。

哺乳姿势如下：

家人帮助其将后背垫靠舒服，将枕头或棉被叠放在身体一侧，其高度约在乳房下方，妈妈可根据个人情况自行调节。将宝宝的臀部放在垫高的枕头或棉被上，腿朝向妈妈身后，妈妈用胳膊抱住宝宝，使宝宝的胸部紧贴妈妈的胸部。妈妈用另一只手以"C"字形托住乳房，让宝宝含住乳头和大部分乳晕。

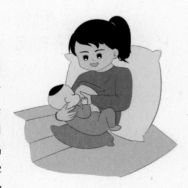

剖宫产妈妈还可以坐在床边上哺乳，家人可以在她身后放一个舒服的抱枕，让其坐得舒服些。

哺乳姿势如下：

妈妈尽量身体靠近床沿，并与床沿成一夹角，把宝宝放在床上，用枕头或棉被把他垫到适当的高度，使他的嘴能刚好含住乳头。妈妈环抱住宝宝，用另一只手以"C"字形托住乳房给宝宝哺乳。

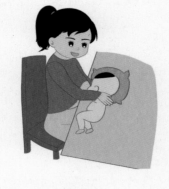

马医生贴心话

注意预防宝宝产生乳头混淆

　　剖宫产妈妈泌乳比较晚，有可能需要加喂配方奶，但是最好不要用奶瓶直接喂宝宝，以免宝宝产生乳头混淆，不再吸妈妈的乳汁。

　　这里教给妈妈一个好方法，让宝宝先吸妈妈的奶，然后取输液用的一小段软胶管（很细很细的那种），一头放在奶瓶里，一头顺着宝宝的小嘴轻轻插进去，宝宝就可以一边吸吮妈妈的乳头，一边喝到配方奶。这样既能刺激妈妈泌乳，又不至于让宝宝饿肚子，还不用担心宝宝产生乳头混淆。

母乳喂养注意事项

把握好母乳喂养时间

很多妈妈会问"隔多久给宝宝喂一次奶""每次要喂多长时间"之类的问题。其实这没有统一的规定，最好还是注意观察并预测宝宝的奶量，进行按需喂养。

大多数宝宝在吃饱后会停止吸吮动作，安然入睡或是把嘴巴从乳房上移开。妈妈可以让宝宝先吃一侧乳房的奶，不够的话再给宝宝吃另一侧乳房的奶。

一般宝宝吃一侧乳房的奶需要 10 ~ 15 分钟，吃奶的时间越长，宝宝就越能吃到更多的脂肪含量高的奶。但关键是在整个哺乳过程中，宝宝保持持续的吸吮动作。

喂奶后让乳头自然脱出

哺乳结束时，不要强行用力拉出乳头，因为在口腔负压下拉出乳头易引起局部疼痛或皮损，应让宝宝自己张口，乳头自然地从口中脱出。妈妈也可以用手指轻轻压宝宝的下颌以终止宝宝吸吮。

3 个方法巧妙拔出乳头

方法一：妈妈可以用手指轻轻压一下宝宝的下巴或下嘴唇，这样做会使宝宝松开乳头。

方法二：妈妈可将食指伸进宝宝的嘴角，慢慢地让他把嘴松开，这样再抽出乳头就比较容易了。

方法三：妈妈还可以将宝宝的头轻轻地扣向乳房，微微堵住他的鼻子，宝宝就会本能地松开嘴。

 马医生贴心话

如何判断宝宝有没有吃饱

很多妈妈不知道如何判断宝宝吃饱了没有。其实想知道宝宝有没有吃饱，可以从下面几个方面来判断。

1. 听宝宝吃奶时下咽的声音，是否每吸吮 2 ~ 3 次，就可以咽下一大口。

2. 看宝宝吃完奶后是否有满足感，是否能安静睡 30 分钟以上。

3. 看宝宝的大便是否为金黄色糊状，排便次数是否为 2 ~ 6 次 / 天。

4. 看宝宝排尿次数，是否达 6 次 / 天。

注：第三点和第四点是判断宝宝是否吃饱的关键标准。若不达标，就说明宝宝没有吃饱，可以尝试混合喂养。

人工喂养

· 哪些宝宝需要人工喂养

如果妈妈没有母乳或是无法进行母乳喂养，可以实行人工喂养。

1 宝宝患半乳糖血症：属于先天代谢异常，很少见。这类新生儿在进食含有乳糖的母乳或奶粉后，可出现严重呕吐、腹泻、黄疸、肝脾大等症状。确诊后，应立即停止母乳及奶制品喂养，改喂食不含乳糖的特殊配方奶。

2 妈妈接触过有毒化学物质：这些物质可通过乳汁使新生儿中毒，故哺乳期妈妈应避免接触有害物质，远离有害环境。若妈妈因病需要接受放射性治疗和化学治疗，应暂停母乳喂养。

3 妈妈处于传染病急性期：如妈妈患艾滋病、开放性肺结核等，或者在各型肝炎的传染期，此时哺乳会增加新生儿感染的机会。故应暂时中断哺乳，用配方奶代替。

4 其他需要人工喂养的情况：宝宝患有苯丙酮尿症，可暂停母乳，代之以低苯丙氨酸配方奶，待检测宝宝血清中苯丙氨酸浓度恢复正常后，可部分母乳喂养。

· 每天喂多少合适

人工喂养的宝宝要按时喂养，且要防止喂养过度，否则不利于宝宝的健康发育。对于健康的新生儿，只要进食量充足，配方奶是可以满足新生儿所需的全部营养的。

在宝宝消化功能正常的情况下，新生儿期一天奶量达到150毫升／千克时，可满足其生长需要。一般宝宝每2～3小时进食一次，每次喂养量60～70毫升即可。

每个宝宝食量大小不同，完全照搬公式来喂养是不可取的。随着宝宝不断成长，摄入配方奶的量也在不断变化，这就需要妈妈们细心摸索了。

如何选择配方奶

市面上配方奶种类很多，妈妈在为宝宝购买配方奶时，应选择最有利于宝宝健康成长的奶粉，主要考虑以下方面：

1 奶粉配方中的营养素种类：奶粉配方越接近母乳越好，宝宝食后睡得香，无便秘、腹泻，体重和身高等指标正常增长。

2 选择有实力的知名厂家的产品：选择知名度高、有信誉的厂家生产的奶粉。由于配方奶的基础粉末是从牛奶中提取的，奶源的好坏就非常重要了。选择奶粉时，最好了解奶源的出处，天然牧场喂养的奶牛是最佳奶源。

3 观察产品包装：无论是罐装奶粉还是袋装奶粉，妈妈在购买时都不要忘记观察产品包装。主要浏览包装上的配方、适用对象、使用方法等文字说明，判断该产品是否符合自己的购买要求。此外，还要注意生产日期和保质期，以及产品有无漏气、有无块状物等，判断所要购买的奶粉是不是合格产品、是否已经变质。

4 根据宝宝月龄选择：宝宝在生长发育的不同阶段需要的营养是不同的，例如，新生儿与7~8个月的宝宝所需营养就不一样。奶粉说明书上都有适合的月龄或年龄，可根据宝宝的具体情况选择。有的宝宝对牛奶蛋白过敏、对乳糖不耐受，或由于早产对营养有特殊需求，则需要选择特殊医学用途的配方奶。如早产儿可选早产儿奶粉；患有慢性腹泻导致肠黏膜表层乳糖酶流失的宝宝，可选择去乳糖配方奶；过敏的宝宝，可选择水解蛋白配方奶或氨基酸配方奶。

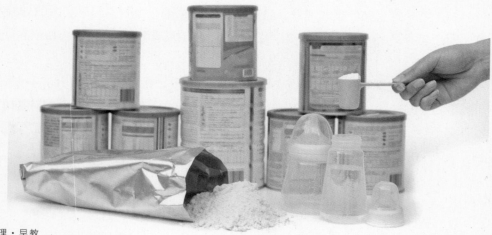

·奶粉冲泡步骤图

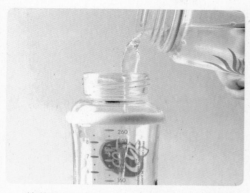

1 将烧开后冷却至 40℃ 左右的水倒入消过毒的奶瓶。

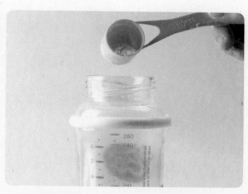

2 使用奶粉桶里专用的小勺，根据标示的奶粉量舀起适量的奶粉（注意奶粉是平勺而不是超过小勺或不足一勺）。

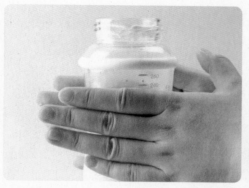

3 将奶粉放入奶瓶，双手轻轻转动奶瓶或在水平面轻晃奶瓶，使奶粉充分溶解。

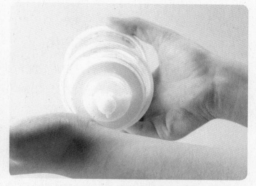

4 将冲好的奶液滴几滴在手腕内侧或手背，测试奶温温热即可。

妈妈经验谈

可以准备一台恒温热水壶

　　我的奶水不足，需要给宝宝喂配方奶，老公在网上发现了一款冲奶粉必备神器——恒温热水壶，解决了半夜三更冲奶需要反复试水温的问题。我们是提前将热水壶的水烧开，设置好冲奶粉需要的温度（38~42℃），待开水降温至设定温度便转入恒温状态，随时需要随时冲奶，很方便。

·用奶瓶喂奶的姿势要正确

1 坐着用奶瓶喂宝宝吃奶的时候，妈妈和宝宝的体位都要保持舒适状态。在抱宝宝前，手臂上搭一条干毛巾更好。

2 让宝宝深深地含住奶嘴，直到看不见奶嘴细长的那部分。

3 将奶瓶倾斜，保证奶嘴完全充满奶液，这样可以避免宝宝吸入过多空气，减少宝宝溢奶。

·冲调奶粉切忌过浓

给宝宝喂配方奶，奶粉冲调的浓淡影响着宝宝营养摄入量。有些长辈在给宝宝冲奶粉时，总是有意无意地多加点奶粉，认为这样宝宝摄入营养更多、晚上睡得更好。殊不知，奶粉冲太浓对宝宝的危害是非常大的。

1 ▶▶ **奶粉冲太浓影响消化**

奶粉冲调的适宜浓度，取决于配方奶中各种营养成分的比例和宝宝生长阶段的消化能力，是有一定科学依据的。如果奶粉冲得太浓，会引起宝宝消化不良、排便困难，也会增加患消化道疾病的风险。

2 ▶▶ **奶粉冲太浓影响宝宝的肝肾功能**

奶粉冲太浓，宝宝会摄入过量的蛋白质、脂肪和矿物质，这些过量的物质超过了宝宝的需要，需要通过肝脏和肾脏代谢排出体外，势必会增加肝肾负担。

3 ▶▶ **奶粉冲太浓影响水的摄入**

过浓的奶粉意味着宝宝摄入过量的蛋白质，同时摄入水分减少，蛋白质分解代谢的产物增多，可能会导致氮质血症。用配方奶喂养宝宝，补充适量水分很必要。过浓的奶粉会降低宝宝的食欲，造成饮水的意愿下降，间接加重了肾脏的负担。

因此，冲调奶粉要严格按照包装上建议的方法冲调，不能随意增加或减少奶粉量。冲调时先加温水，后加奶粉，摇匀后尽快喂，才能保证宝宝健康成长。

· 冲调奶粉用什么水

用婴儿饮用水或自来水冲调奶粉最好。婴儿专用饮用水是根据宝宝的生理特点调整了矿物质和微量元素含量的无菌水，可以放心使用。自来水是经过自来水厂净化、消毒处理后的符合国家标准的饮用水，将自来水煮沸后，放至40℃左右，再冲调奶粉即可。因为水温低于37℃，宝宝的肠胃难以适应，而水温超过60℃，会造成蛋白质凝固变性，破坏其营养成分。

 马医生贴心话

有些水不宜用于冲调奶粉

有些水是不宜用来冲调奶粉的，长期使用会对宝宝的健康产生不利影响。矿泉水含有多种矿物质，但超出了宝宝发育所需，过多食用会造成宝宝体内矿物质代谢紊乱。纯净水（包括蒸馏水）属于无矿物质水，不能满足宝宝生长发育所需的矿物质。反复煮沸的水会产生大量的水垢，还可能含有亚硝酸盐以及镉、铝、砷等重金属，不利于宝宝的健康。

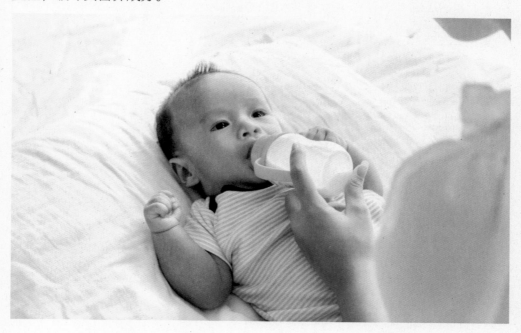

奶具消毒的步骤

第一步：清洁

婴儿的消化系统抵抗力较弱，很容易发生细菌感染，所以在人工喂养的各个操作过程中，必须重视冲奶器具的清洁，以避免奶瓶、奶嘴等用具不洁而造成新生儿口腔、肠胃感染。

1 喂奶后应立即将奶瓶及奶嘴进行拆分。

2 清洗时，选择专用的奶瓶刷、奶嘴刷和奶瓶清洗剂；每次清洗时要将奶嘴和奶瓶分别清洗干净，要注意细节处的清洗；用清水将清洗后的奶瓶、奶嘴冲刷干净，避免清洁剂残留。

3 将清洗好的奶具进行控水或晾干。这点非常重要，未彻底干燥的奶具会增加细菌滋生的风险。

第二步：消毒

奶瓶是宝宝喝配方奶的主要工具，如果不注意奶瓶的卫生，很容易滋生细菌，导致宝宝生病，所以定期消毒奶瓶非常重要。下面我们介绍一下用蒸汽锅消毒奶瓶的方法。

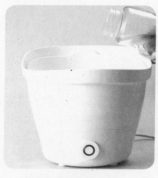

1 使用前拿掉盖子，取出配件筐、支架和奶瓶筐，然后用奶瓶取80毫升水倒入奶瓶筐中。

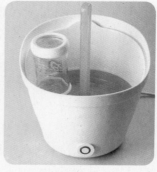

2 将去掉奶嘴的奶瓶倒置于奶瓶筐中，放入配件筐。

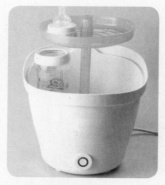

3 将奶嘴放到配件筐中。

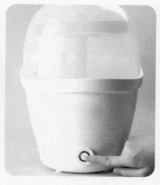

4 盖好盖子。按下开关键，进行消毒，大约10分钟即可。

混合喂养

· 混合喂养的方法

混合喂养是在确定母乳不足的情况下，用其他乳类来补充喂养。虽然这种喂养方式不如母乳喂养，但能让新生儿在妈妈乳汁不足时，保证摄入足够的奶量，不会影响其正常发育。

混合喂养有两种方法，即补授法和代授法，建议首先使用补授法。

方法一
补授法

补授法是指在喂完母乳后再补充其他乳类的喂养方式，保证让宝宝每天吸吮乳房 8 次以上，每次尽量吸空乳房。此外，妈妈要尽可能多地和宝宝在一起，经常搂抱宝宝。当妈妈乳汁分泌增加时，减少配方奶的喂养量和次数。很多母乳不足的妈妈使用这种方法 1~2 个月后奶水就够了，可以完全母乳喂养了。

好处：可以避免宝宝在先吃了配方奶后，因为没有饥饿感、不愿意吸吮母乳而导致母乳分泌进一步减少，同时也有利于刺激母乳分泌，保证宝宝得到足够的营养。

不足：容易造成婴儿消化功能紊乱，不利于消化，有时还会引起婴儿错觉。掌握不好便会让婴儿拒绝某一种喂养方式。

方法二
代授法

代授法是指用配方奶或其他乳类替代 1 次或数次母乳喂养的喂养方式。一般在妈妈没有上班之前，不提倡经常采用这种喂养方法，因为这样会减少母乳的分泌量。

·混合喂养可能会遇到的问题

1 ▶▶ **混合喂养后奶越来越少怎么办**

混合喂养虽然没有纯母乳喂养好，但也比人工喂养强。奶越来越少也不要担心，只要增加母乳喂养次数、适当喝些催乳汤、保持愉快的心情、注意休息，相信奶水会慢慢增多的。要永远牢记"奶水是越吃越多的"这条真理。

有的妈妈泌乳比较晚，但随着产后身体的恢复，母乳量一般会不断增加。如果早早放弃了母乳喂养，就等于放弃了宝宝吃母乳的机会。

2 ▶▶ **添加多少配方奶合适**

妈妈可以先参考配方奶的说明书，从少量开始添加，然后观察宝宝的反应。如果宝宝吃后不入睡或不到 1 小时就醒，张口找乳头甚至哭闹，说明他还没吃饱，可以适当增加奶粉量。以此类推，直到宝宝吃奶后能安静入睡或持续睡眠 1 小时以上。由于每个宝宝的需要量不同，爸爸妈妈们只能通过仔细观察和不断尝试，才能了解宝宝的真正需求。

3 ▶▶ **如何避免乳头混淆**

妈妈应尽量避免宝宝因为使用奶瓶而发生乳头混淆。既然宝宝发生乳头混淆是因为使用了奶瓶，那么可以不用奶瓶来喂宝宝。不少混合喂养的宝宝会更偏爱奶瓶，这是因为相比妈妈的乳房，奶瓶更容易吃到奶。要改变这种情况，妈妈需要给宝宝点"甜头"，在喂奶前先用吸奶器或者手压的方式使奶水流出来，这样宝宝在前几口就能吃到奶了。

4 ▶▶ **混合喂养后还能改为纯母乳吗**

当然可以，母乳喂养什么时候都不晚。混合喂养的宝宝不可能立刻断了奶粉，这时候就要逐渐增加母乳喂养的次数，以刺激妈妈分泌更多的乳汁。建议妈妈全心全意地陪伴宝宝，随时按需哺乳。只要妈妈坚持一段时间，泌乳量会有所提高的。

早产儿的喂养方法

早产儿是指胎龄在 28~37 周之间的新生儿。由于早产儿各器官的功能还不完善，生活能力比较弱。吸吮能力比较差，各种消化酶不足，消化吸收能力比较差。贲门括约肌比较松弛，胃容量小，故比足月儿更容易吐奶。肠道肌张力低，容易腹胀。早产儿通常体重比较轻，刚出生时看上去很瘦，不像足月儿那样丰润，需要在新生儿监护中心监护至体重 2000 克，才可以出院。

·如何喂养早产儿

尽早喂养

主张尽早喂养早产儿。生活能力强的早产儿，可在出生后 4~6 小时开始喂养；体重在 2000 克以下的早产儿，应在出生后 12 小时开始喂养；情况较差的早产儿，可推迟到 24 小时后喂养。由于早产儿的保温非常重要，体重低于 2000 克的宝宝需要睡暖箱，会有专门的护士每隔 2~3 小时给宝宝喂一次配方奶，妈妈暂时不用担心宝宝的喂养问题。

少量多次

喂奶应少量多次，以母乳为先，喂奶后应让宝宝侧卧，防止宝宝吐奶、呛。如果宝宝无力吸奶，可用滴管将挤出的奶慢慢滴入其口中，先从 5 毫升开始喂，以后根据吸吮吞咽情况逐步增加。有吸吮能力的早产儿，妈妈应尽量直接喂母乳，一般每 2~3 小时喂一次。

遵医嘱补充维生素

早产儿体内各种维生素储存量少，应遵医嘱特别添加。一般来说，早产儿出生后应连续补充维生素 K_1 3 天，第

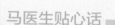
马医生贴心话

喂食早产儿，速度一定要慢

宝宝呼吸与吃奶时的吸吮和吞咽动作是不能同时进行的，为了吸吮或吞咽就必须得屏住呼吸。可是早产宝宝的呼吸系统和消化系统功能发育不完善，吃奶时很容易将口中的奶水呛入气管内，造成吸入性肺炎。由于吸吮本身很耗费力气，连续的吸吮及吞咽动作对早产宝宝来说非常困难。所以，给早产宝宝喂奶时要慢慢地，每隔 1~2 分钟停顿一下，将奶嘴或乳头移出口中，使宝宝能喘口气，待呼吸平稳些再继续喂。宝宝稍长大些，心肺功能逐步发育完善后，这些情况就会有所改善。

4 天加维生素 C，出生 10 天后加维生素 A 和维生素 D，4 周后添加铁剂，并同时添加维生素 E 和叶酸等。

由于宝宝存在一定个体差异，只要涉及营养素的补充，应遵医嘱添加，别自行随意添加。

母乳不足就吃配方奶

如果母乳不足，早产宝宝可添加早产儿配方奶。早产儿配方奶添加了不饱和脂肪酸，有利于早产宝宝视网膜及神经系统的发育。这类奶粉能量比普通宝宝奶粉高 20%，乳清蛋白含量高，钙、磷比例合适，更适合早产儿的胃肠道，可减轻宝宝肾脏的负担。当早产宝宝长到足月大，可换普通宝宝配方奶。

可采取袋鼠式护理

袋鼠式护理（肌肤接触）对早产儿尤其重要，袋鼠式护理可以维持宝宝正常体温，帮助宝宝保持安静。让宝宝紧贴妈妈的乳房，并将妈妈和宝宝紧密连接在一起，使宝宝更有安全感。

低出生体重儿的喂养方法

低出生体重儿吸吮、吞咽功能不完善，易发生呛、吐奶，喂奶时应十分小心。生后 12 小时用温水试喂，如无呛吐，改喂 5%～10% 的葡萄糖水或白糖水，情况较好时可喂挤出的母乳。

为满足能量和水的需要。可静脉补充 10% 葡萄糖溶液，每日每千克体重 60～80 毫升。吸吮能力差者可采用滴管喂哺。

低出生体重儿的喂养	喂奶量	喂奶次数
低出生体重儿是指出生时体重小于 2500 克的宝宝。一般早产儿和双胞胎宝宝容易出现出生时低体重。如果母乳不足，低出生体重宝宝需要添加特殊配方的奶粉。	第一天每千克体重 60 毫升，以后每天每千克体重增加 20 毫升，直至达到每天每千克体重 200 毫升。	以按需喂养为标准，大概每天喂养 8～12 次，即每 2～3 小时喂一次，直至宝宝体重达到或超过 2500 克。

如何预防宝宝溢奶

溢奶是很多妈妈会遇到的头疼事儿，其实防止溢奶的方法很简单，就是宝宝每次吃完奶后及时拍嗝，帮助宝宝把吸入的空气吐出来。下面介绍两种常见的拍嗝方法。

第一种方法：俯肩拍嗝，适合新生宝宝

1 先铺一条毛巾在妈妈的肩膀上，防止妈妈衣服上的细菌和灰尘进入宝宝的呼吸道。

2 右手扶着宝宝的头和脖子，左手托住宝宝的小屁屁，将宝宝缓缓竖起，让宝宝的下巴靠在妈妈的左肩上。

3 左手托着宝宝的屁股和大腿，给他向上的力，妈妈用自己的左脸部去"扶"着宝宝。

4 拍嗝的右手鼓起呈接水状，在宝宝后背的位置小幅度由下至上拍打。1~2分钟后，如果还没有打出嗝，可慢慢将宝宝平放在床上，过一会儿再重新抱起来继续拍嗝，这样做会比一直抱着拍效果要好。

第二种方法：搭臂拍嗝，适合3个月以上的宝宝

1 两只手抱住宝宝的腋下，让宝宝横坐在妈妈大腿上。

2 宝宝的重心前倾，妈妈将右手臂搭好毛巾，同时从宝宝的腋下穿过，环抱住宝宝的肩膀，支撑宝宝的体重，并让宝宝的手臂搭在妈妈的右手上。

3 让宝宝的面部朝外，用左手开始由下至上地拍嗝。

马医生贴心话

宝宝为什么会溢奶

前几个月，宝宝会经常出现溢奶。宝宝吃完奶后，奶汁从嘴角溢出或将吃下的奶吐出，并且没有任何异常或者痛苦的表情，这种溢乳是正常现象，主要是由于宝宝的胃呈水平状、容量小，而且食管和胃之间的贲门括约肌弹性差，容易导致胃内食物反流。有的宝宝吃奶比较快，会在大口吃奶的同时咽下大量空气，平躺后这些气体会从胃中将食物一起顶出来，导致溢奶。出生3个月之后，大部分宝宝溢奶的情况会有所改善。

应对宝宝不适有窍门

腹泻

　　腹泻是新生儿期常见的胃肠道疾病。腹泻的新生儿大便稀薄，并且水分含量多，呈蛋花汤样或为绿色稀便。腹泻严重者为水样便，粪质很少，同时排便次数增多，每日 5~6 次，甚至 10 余次。可伴有发热、精神萎靡、嗜睡等。如果宝宝出现腹泻，爸爸妈妈难免慌乱、着急，若能掌握一些新生儿腹泻的护理方法，便能从容应对。

•腹泻是什么原因引起的

	原因	表现	解决办法
腹部着凉	腹部受凉	水样便，每天十几次，无泡沫，无黏液	注意腹部的保暖，可用温水袋暖腹部
喂养不当	新生儿消化系统功能未发育完善，如奶粉过浓、奶液过凉等。	大便含泡沫，带有酸味或腐烂味，便中掺杂有消化不良的颗粒物及黏液，并伴有呕吐症状	严格按照配方奶比例冲调，适当吃一些益生菌，改善宝宝肠道功能紊乱的情况
蛋白质过敏	新生儿对奶粉中的蛋白质过敏	大便混有黏液和血丝，伴有皮肤湿疹、荨麻疹、气喘等症状	可改喂水解蛋白奶粉
乳糖不耐受	新生儿肠道缺乏乳糖酶所致。进食了含有乳糖成分的食物后无法消化	大便稀薄，每天 4~6 次，有奶块或少量黏液，常喂奶后即排便	不要吃含有乳糖配方的奶粉，严重的需要进行补充体液和电解质
病毒或细菌感染	最具代表性的是肠道轮状病毒感染	大便呈黄色水样或蛋花汤样，量多，伴有呕吐、发热等症状	及时去医院处理，避免出现脱水

· 注意观察排便情况

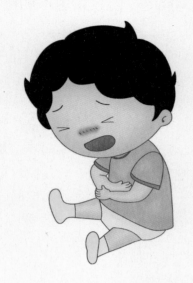

　　肠道黏膜损伤得越厉害，它释放水的能力越低。排水样便说明肠道黏膜的损伤较轻，如轮状病毒引起的秋季腹泻就是典型的水样便。而侵袭性细菌感染引起的腹泻，多为脓血便，肠道黏膜损伤往往较重。所以，通过观察宝宝的排便，就能大致了解宝宝腹泻引起的原因和对肠道造成的损伤程度。

　　此外，肠道黏膜受损后还会伴有发热，这就是为什么患痢疾的宝宝发烧很厉害，而患轮状病毒的宝宝一旦排便，体温就不会很高。

· 宝宝腹泻时应怎样护理

1 新生儿因感冒引起腹泻，可先从治疗感冒入手，并应注意适当给宝宝补充水分，避免出现脱水。要少量多次给宝宝喂水，这样便于吸收。严重脱水者要立即送医院静脉输液。

2 如果是喂养不当所致的腹泻，并且病情不严重，应及时调整奶量，在1~2天的时间内减少奶量，或把奶液稀释为原来的1/2~2/3，一般可以奏效。但是不能长时间喂稀释的奶液，以免造成营养不良。

3 由于排便次数较多，肛门周围的皮肤及黏膜会更加脆弱，要加强护理。每次为宝宝擦净大便后，还要用细软的纱布蘸水擦净肛门周围的皮肤，再涂些油脂类的药膏，并要及时更换尿布。宝宝用过的东西要及时清洗、消毒，并在阳光下曝晒，以免重复感染。

4 宝宝腹泻期间，要保护好宝宝的腹部，不能着凉，以减少肠蠕动。每次便后都要给宝宝清洗肛门，勤换尿布。

腹泻期间不能禁食也不能错食

有些妈妈看到宝宝腹泻了，认为少给宝宝吃母乳或配方奶，就不拉了。其实，这种做法是不对的。因为如果宝宝吃不到食物，就会减少排泄量，导致病原体排不出去，腹泻反而不容易好。所以，宝宝腹泻期间一定要让宝宝吃母乳或配方奶，让病原体有机会排出体外，排得越多，肠道损伤好得越快。事实上，宝宝腹泻期间，排泄甚至比用药还重要。

用药指导

宝宝腹泻期间，在医生指导下服用妈咪爱和蒙脱石散，前者调节肠道菌群，后者保护肠道黏膜。

补液应遵医嘱

宝宝腹泻最致命的后果就是脱水。所以，腹泻时补液很重要。腹泻时，肠黏膜细胞分泌的液体中不仅有水分，还含有电解质，如钠、钾等，所以光补水还不够。我们无法判断该给宝宝补充多少钠、多少钾合适，所以在家里自制盐水不安全，应在医生指导下服用口服补液盐。

如何判断宝宝脱水

- 囟门凹陷
- 眼窝凹陷，眼泪少或无泪
- 口腔黏膜或舌面干燥
- 呼吸急促
- 皮肤弹性下降
- 精神状态差或哭闹
- 体重急剧下降
- 少尿或无尿

马医生贴心话

腹泻奶粉

腹泻奶粉适用于对牛奶蛋白过敏或乳糖不耐受的宝宝。这类奶粉中不含乳糖，蛋白质也被分解成了短肽和氨基酸，不易致敏且易消化吸收。有研究显示，宝宝患感染性腹泻期间改吃腹泻奶粉可以减轻症状、缩短病程。

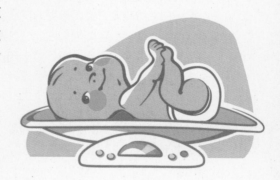

黄疸

新生儿在出生后两三天开始，会经历一个皮肤肉眼可见的黄染过程，称之为黄疸。

从医学角度来说，这个过程是血液中胆红素浓度变化导致的。

新生儿黄疸分为生理性黄疸和病理性黄疸两种，生理性黄疸可自行消退，不必治疗，病理性黄疸需要对症治疗。

	生理性黄疸	病理性黄疸
症状出现时间	黄疸出现较晚，多在出生后2~3天出现	黄疸出现较早，出生后24小时内就出现
程度表现	黄疸程度较轻：皮肤、黏膜及巩膜（白眼球）呈浅黄色，尿的颜色也发黄，但颜色比较浅	黄疸程度较重：皮肤呈金黄色或暗褐色，巩膜呈金黄色或黄绿色，尿色深黄以致染黄尿布，眼泪也发黄
消退时间	足月儿黄疸一般在出生后10~14天消退，早产儿可能延迟到3周才消退，并且无其他症状	黄疸持续时间长，或黄疸消退后又重新出现或加重
原因	大多数宝宝在出生72小时后会出现生理性黄疸。主要是由于新生儿血液中胆红素释放过多，而肝脏功能尚未发育成熟，无法将胆红素及时排出体外，胆红素聚集在血液中引起了皮肤变黄。这种现象先出现于面部，进而扩散到身体的其他部位	病理性黄疸的原因可能有：母亲与宝宝血型不合导致的新生儿溶血症，婴儿出生时有皮下血肿，新生儿感染性疾病，新生儿肝炎，胆道闭锁等。胆红素值过高有可能造成新生儿脑损伤，因此一定要及早就医，可根据医生建议采用光照疗法等
治疗	生理性黄疸属于正常现象，一般不需要治疗，通常在出生14天后自然消退。很多母乳喂养的宝宝，黄疸消退较慢。只要宝宝吃奶好、生长达标，无须处理，黄疸会自然消退	严重的病理性黄疸会引起大脑损害。当黄疸出现早，程度较重，或者持续不退时，应及时到医院接受检查，以判断宝宝是否是病理性黄疸，尽早治疗

如何自测宝宝是否有黄疸

在充足自然光线下观察宝宝的皮肤或巩膜。

皮肤较白的宝宝皮肤检测法

具体做法：用手指轻轻按压宝宝的前额、鼻子或前胸等部位，随即放开手指，并仔细观察按压处的皮肤是否呈现黄色。

皮肤偏暗的宝宝巩膜检测法

具体做法：仔细查看一下宝宝的巩膜是否为黄色即可。

早产儿比足月儿患黄疸概率高

新生儿黄疸的发病率，早产儿明显大于足月儿，且两者在发病时间、严重程度等方面是有明显区别的，具体区别见下表。

	早产儿	足月儿
发生率	80%	50%~60%
出现时间	出生后 3~5 天	出生后 2~3 天
高峰时间	出生后 5~7 天	出生后 4~5 天
严重程度	较重	较轻

晒太阳去黄疸，注意不要把宝宝晒伤

新生儿的视网膜细胞和视神经尚未发育完善，还很脆弱，阳光直射容易受损。加上新生儿的皮肤非常娇嫩，日晒时间长了很可能晒伤皮肤。所以，妈妈不能抱着新生宝宝直接在太阳下曝晒。

晒太阳的正确方法：

1 在温暖的季节，当阳光充足时开窗给宝宝照射，可以充分曝露身体皮肤，接受更多阳光。

2 注意保护眼睛和会阴部。

3 照射时间以上午、下午各半小时为宜，避开阳光最强的时段，注意变换体位，以免晒伤。

鹅口疮

· 鹅口疮是什么

　　鹅口疮又称"雪口病"，是婴儿期比较常见的一种口腔炎症，由白色念珠菌感染引起，多见于营养不良、体质虚弱、慢性腹泻的宝宝。有时也继发或并发于呼吸道、胃肠道疾病。诱因有口腔不清洁、较长时间应用抗生素等。

· 患鹅口疮会有哪些表现

　　宝宝患了鹅口疮通常会出现以下症状：

1 口腔内壁充血发红，有大量白雪样的柔软小斑点，不久即可相互融合为白色或乳黄色斑块。

2 严重时宝宝爱啼哭，烦躁不安，胃口不佳，哺喂困难。

· 如何分辨鹅口疮和奶块

　　鹅口疮和奶块都是白色的，不太好分辨。其实，区分的方法很简单，找一根小棉签，擦拭白色物，如果很容易擦掉，且擦后口腔黏膜完整光滑，就能判断是奶块；如果擦不掉，就有可能是鹅口疮。

· 两种奶具消毒法，杀灭白色念珠菌

　　患了鹅口疮，要注意保持宝宝口腔清洁。奶瓶、奶嘴、宝宝的餐具都应适当消毒，以杀灭白色念珠菌。下面介绍两种常见的奶具消毒法。

煮沸消毒法

水要完全淹没奶具，玻璃奶瓶和冷水一起煮沸，水烧开5分钟后再放入奶嘴、瓶盖等塑料制品，再煮5分钟关火，自然晾干，尽量不用洗涤剂。

微波炉消毒法

奶瓶加入七成满的水，用保鲜膜包好，将奶嘴、瓶盖放入有水的容器中，用微波炉加热1分钟左右即可。

· 药物治疗

确认宝宝患了鹅口疮后，应在医生指导下用制霉菌素溶液进行治疗，每天涂抹口腔3次，最好在两次喂奶中间涂，痊愈后再多涂2~3天。也可用2%碳酸氢钠溶液于喂奶前后清洁口腔。

· 注意事项

患鹅口疮期间最好停用安抚奶嘴，或借此戒掉该习惯，否则会刺激病灶，使病程延长。不少爸爸妈妈想要早早擦掉感染的白色斑块，用毛巾擦，用棉签搓。不过，即使擦掉白斑，真菌仍然存在，之后还会繁殖。如果用力擦拭，可能会造成出血，引起继发感染。因此，不要着急擦拭白斑，慢慢等药物起效。注意涂药后不要立刻喂奶，会影响药效。

· 如何预防鹅口疮

1 宝宝的奶瓶、奶嘴、碗、勺要专用，每次用完后需消毒。

2 哺乳期的妈妈应注意清洗乳晕、乳头，并且要经常洗澡、换内衣、剪指甲，抱宝宝时先洗手。

3 不要用不洁的布擦洗宝宝的口腔。

4 每次给宝宝喂完奶后，再喂些温水，以冲净口腔内残留的奶汁，防止真菌生长。

5 被褥要经常拆洗、晾晒，洗漱用具要和大人的分开，并定期消毒。

6 进行适当的户外活动，提高抵抗力。

 马医生贴心话

足疗程用药

大部分宝宝的鹅口疮用药不久就会好转，不少爸爸妈妈认为长期用药对宝宝不好，看到病情好转就擅自给宝宝停药，这是不对的。虽然白斑没有了，但白色念珠菌尚未完全清除。因此，即便看起来好了，仍需要继续抹药。一般来说，鹅口疮需要7~14天痊愈，可用药至病灶完全消失后2~3天。

尿布疹

宝宝为什么会出现尿布疹

新生儿皮肤娇嫩，大小便次数多，如大小便后没能及时更换尿布或纸尿裤，臀部长时间受尿液、粪便浸泡刺激，很容易引起尿布疹。便后不用清水冲洗臀部，也会加重尿布疹。

尿布疹，也叫尿布性皮炎，是新生儿很常见的问题，主要表现为臀部、会阴、阴囊、大腿内侧等处的皮肤出现红斑、糜烂、渗液。红臀会造成局部皮肤破损，细菌由破损处侵入皮下，容易引起肛周脓肿、排便困难。

宝宝出现尿布疹怎么办

若是宝宝已经出现尿布疹（未破皮者），可用金霉素或红霉素软膏涂抹，使用时注意每次只用很少一点即可，在宝宝的屁股上薄薄地涂抹一层，然后轻轻拍打周围的皮肤帮助吸收。

如尿布疹伴有破皮，应及时到医院就诊，以免发生感染。

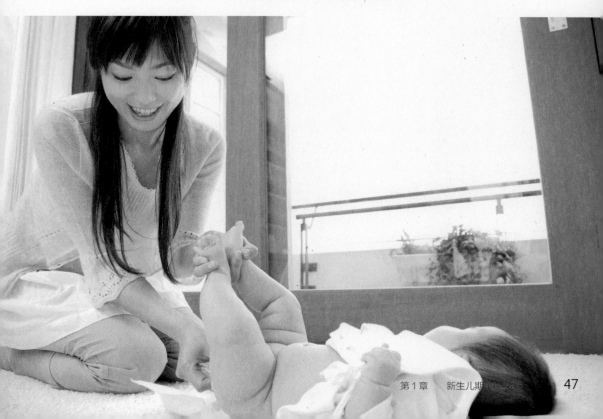

·选对尿布或纸尿裤

尿布要选择柔软的、吸水性强的纯棉制品，每次用后洗净晒干（每天消毒一次）。如果选用一次性纸尿裤，要选用干爽型的，通常每2~3小时更换一次。

·大小便后的处理

大便后应及时更换尿布或纸尿裤，先擦干净，再用温水清洗干净，然后涂上护臀霜。如果大便很少，只需用湿纸巾擦干净就可以了。

小便后一般不需要清洗臀部，以免破坏臀部皮肤的天然保护屏障。若是女宝宝，洗臀部时应由前向后淋着清洗，以免脏水进入尿道引起感染，还应注意清洗会阴部的分泌物。

·如何预防尿布疹的发生

1 保持臀部皮肤的干爽，及时更换尿布或纸尿裤。新生儿白天可用尿布，夏天时白天可曝露臀部皮肤，夜晚可用纸尿裤。

2 不要用洗衣液清洗尿布，以免洗衣液残留刺激皮肤。

 马医生贴心话

不推荐给宝宝用爽身粉

有些爸爸妈妈发现宝宝长尿布疹后会给宝宝抹爽身粉，这样做容易阻塞毛孔，使症状加重。治疗红臀最好的方法就是勤换尿布或纸尿裤，让宝宝的臀部保持干爽。如果天气够温暖，就拿掉尿布或纸尿裤，让宝宝的屁股在太阳下晾一会儿。每次换尿布或纸尿裤前应用温水和棉布给宝宝清洗，抹上护臀霜。

新生儿肺炎

• 新生儿肺炎的表现

新生儿肺炎初期会表现为精神状态不佳、发热、咳嗽、呼吸浅或不规则，深吸气时能听到细小水泡音；也有不发热而咳喘重者，伴有烦躁不安、流鼻涕、哭声低微、食欲不佳、寒战、腹泻、拒奶、吐奶、呛奶等症状。

• 新生儿肺炎的分类

新生儿肺炎通常有两种情况，一种是吸入性肺炎，一种是感染性肺炎。

吸入性肺炎	感染性肺炎
胎粪吸入性肺炎	**宫内感染**：宫内感染肺炎是妈妈在怀孕期间发生感染，并经过胎盘传给了胎儿。
羊水吸入性肺炎	**分娩过程中感染**：若分娩时出现胎膜早破、产程延长或产妇存在感染等，都易导致胎儿感染。
乳汁吸入性肺炎	**生后感染**：生后感染肺炎则可以发生在新生儿期的任何时间。

这两种肺炎都可能导致严重后果，如宝宝出现呼吸困难、皮肤青紫等，需要住院治疗。早产儿、低出生体重儿、发育缺陷儿、难产儿，特别是宫内缺氧儿，发生新生儿肺炎的概率较高。

感染性肺炎是新生儿肺炎中最多见的，往往是由大人传染所致。由于新生儿抵抗力差，大人患普通感冒，宝宝就有可能患肺炎。此外，宝宝其他部位的感染，如脐炎、皮肤感染、口腔感染等，也可以引起肺炎。

乳汁吸入性肺炎是由于新生儿，特别是早产儿、低出生体重儿，口咽部或食道的神经反射不成熟，肌肉运动不协调，乳汁被误吸入呼吸道引发的肺炎。

不论哪种类型的肺炎，如果病情严重，都会产生一定的危险性，病菌有可能会播散到宝宝的全身，从而引起败血症、脑膜炎等严重的并发症。

宝宝得了肺炎，该如何护理

1 严密观察宝宝的情况。宝宝患了肺炎，不要慌张，此病虽发病率高，但若及时到医院就诊，得到合理治疗和护理，治愈率较高。父母一旦发现宝宝有肺炎的症状，应及时去医院就诊，确诊后要注意观察宝宝的体温变化、精神状态、心率、呼吸、面色，以及是否有口吐白沫等症状，一旦有异常情况，应马上通知医生。

2 使患儿呼吸道保持通畅。①及时清除呼吸道分泌物，鼻腔内有干痂，可用棉签蘸水取出；给予超声雾化吸入，以稀释痰液，必要时吸痰。②注意穿衣盖被不宜太厚，过热会使患儿烦躁而诱发气喘，加重呼吸困难。③对于痰多的患儿，家长可将患儿抱起，让其趴在肩上，由下而上、由外周向肺门轻轻拍打宝宝背部，可使小气道分泌物松动，易于进入较大气道，有利于痰液排出，使宝宝呼吸顺畅。④宝宝如有气喘症状，家长可帮助患儿经常更换体位或用枕头等物将背垫高呈半躺半坐位，这样可以促进痰液排出，预防肺内分泌物堆积。⑤病情允许时可在医生指导下进行体位引流排痰，具体方法如下：根据病变的部位采取不同的体位，让患儿的感染侧肺位于高位，引流支气管开口朝下，让痰液流入大支气管和气管排出，每日2~4次，每次15~30分钟。如体位引流期间患儿出现不适症状应暂停，并做吸氧等处置，待患儿能耐受时再继续引流排痰。⑥医生会根据病情给予祛痰剂、支气管解痉剂等。

3 注意居室的温湿度。宝宝居住的房间应该保持空气清新、温湿度适宜，这有助于宝宝康复。室内温度宜保持在18～20℃，湿度为55%～65%，如果室内太干燥，可放一个加湿器来增加湿度，因为室内空气太干燥会影响痰液排出。

——— 如果宝宝出现下列情况请及时就医 ———

- 精神萎靡。
- 呼吸急促、喘鸣或间歇性停顿、烦躁不安、面色发灰。
- 缺氧导致唇、舌及甲床发绀。
- 拒奶、吐奶或呛奶。

- 复发性肺炎。
- 脉搏又快又弱，血压低。
- 颈肌突出、锁骨上窝下陷。
- 严重呕吐。
- 持续咳嗽。

本阶段早教方案

宝宝日常抚触操

· 抚触前的准备

1 妈妈取下戒指、手镯、手表等容易划伤宝宝的饰品，剪短指甲，用温水洗净双手。

2 抚触前，可以为宝宝涂抹按摩油，如橄榄油、婴儿润肤油等，在保护并滋润宝宝娇嫩皮肤的同时，也可让宝宝感觉更舒适。

3 在做抚触的过程中，可以播放节奏舒缓、曲调优美的古典音乐，既可以营造舒适的氛围，又可以通过音乐来激发宝宝的音乐欣赏能力、创造性、认知能力和语言能力。

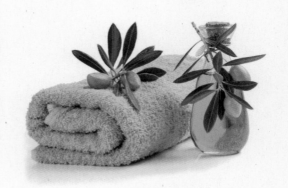

· 抚触时间和环境

抚触可选择在两次喂奶间，最好是晚上宝宝洗澡后。将宝宝衣物脱掉，在身下铺上柔软的毛巾被，使用婴儿油或乳液，给宝宝进行按摩，记住要保持按摩手掌的温热。

室内温度最好在 23～25℃，光线柔和，尽量保证抚触期间不要有人走来走去打扰。

💗 马医生贴心话

抚触应由轻到重

最开始抚触时，动作要轻柔。特别注意宝宝的眼睛周围，以免引起宝宝的反感。抚触是通过刺激宝宝皮肤中的神经元，以促进宝宝的生长发育。随着宝宝月龄的增加，逐渐适应了抚触，可以慢慢加大力度，以宝宝舒适为度。在做全身抚触的时候，可以重点按摩宝宝身上的几个穴位（如补脾经、敲打小天心、推三关、摩丹田等），起到保健作用。

· 日常抚触操

搓手臂

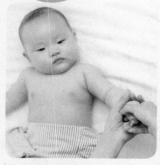

1 右手握住宝宝的小手，固定。左手拇指与其余四指握成环状，松松地套在宝宝的手臂上。

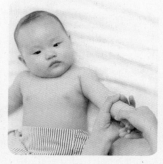

2 左手手掌从宝宝的腕关节开始，揉按至宝宝的肩关节。揉按时，以腕关节用力。

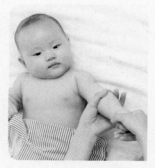

3 再从肩关节回到宝宝的腕关节。

扩胸运动

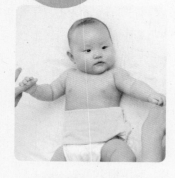

1 宝宝仰卧，双手握住宝宝的手腕部，大拇指放在宝宝的掌心。

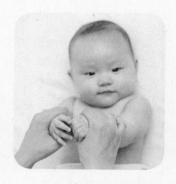

2 将宝宝两手臂放在胸前交叉，然后让宝宝两手臂向外平展，掌心向上。

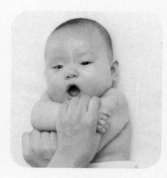

3 使两臂再次放在胸前交叉，以上动作重复两个八拍。

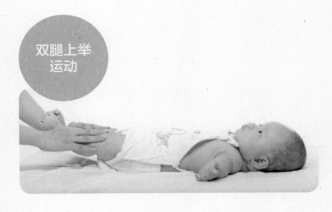

双腿上举运动

1 双手四指紧贴在宝宝的膝关节处，两拇指按在宝宝的腓肠肌上，使宝宝的双腿伸直。

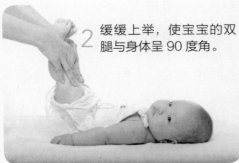

2 缓缓上举，使宝宝的双腿与身体呈 90 度角。

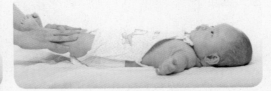

3 慢慢还原。重复做 4 次。

足底、足背抚触

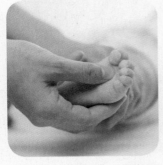

1 宝宝自然仰卧。用左手握住宝宝的踝关节，右手食指指腹在宝宝足底沿顺时针方向按揉一圈。

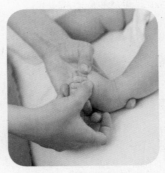

2 宝宝自然仰卧。将双手四指放在宝宝的脚下，大拇指放在宝宝的脚面上。

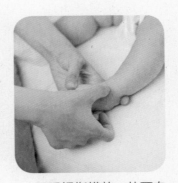

3 双手拇指横放，从下向上画圈揉搓宝宝的脚背。

感知觉训练

· 什么是感觉统合

    人们之所以可以感知这个世界，正是因为大脑可以接收到这个世界丰富多彩的信息。

    人们的眼睛、耳朵、鼻子、舌头、前庭和皮肤都是接受外界信息的器官，这些器官内的神经组织将接收到的信息传递给大脑，然后各种画面、声音、味道、感觉才会在大脑中被感知，接着大脑会指挥人们的身体做出反应。如走在平衡木上会不由自主地张开双臂，吃到酸的食物会开始分泌唾液等。

    通过眼睛，人们看到了绚丽的色彩；通过耳朵，人们听到了大自然动人的声音；通过鼻子，人们闻到了妈妈做的饭菜香；通过舌头，人们品尝到了口齿留香的美味；通过前庭，人们掌握了平衡；通过皮肤，人们感触到冷热痒痛。

    所谓感觉统合（简称感统），就是将人体器官的各部分感觉信息组合起来，经大脑统合作用，然后做出反应。简单来说，就是人们对外界信息的接受、处理、输出的过程，感觉统合是一个正常大脑必备的功能。

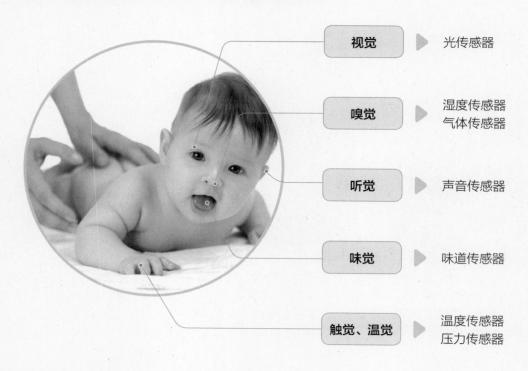

视觉	▶	光传感器
嗅觉	▶	湿度传感器 气体传感器
听觉	▶	声音传感器
味觉	▶	味道传感器
触觉、温觉	▶	温度传感器 压力传感器

如何分辨宝宝是否有感觉统合失调

感觉统合失调的宝宝，会对普通宝宝觉得正常的外界刺激产生比较极端的反应，如不喜欢被接触（触觉失调），听到一点点声音就被吓到（听觉失调），看到车水马龙的马路就会立马睡着（视觉失调）等。长大一点，会出现多动、注意力不集中、手眼不协调、平衡感较差、语言表达能力较差、容易紧张、害怕陌生环境等现象。

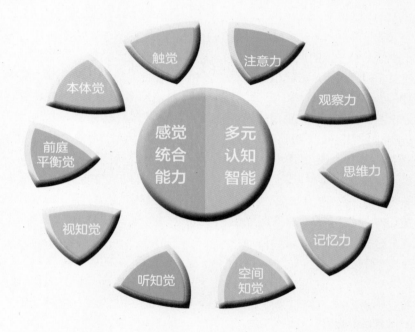

新生儿可以做哪些感统训练

多多刺激新生儿的触觉和嗅觉。新生儿会利用吃奶、鼻子摩擦、依偎在妈妈身边等各种瞬间，来和妈妈保持联系。过来人有这样的经验——当宝宝哭闹不愿意睡觉时，闻闻妈妈衣服的味道，一会儿就可以安眠。触觉在建立宝宝基本的依恋关系和安全感上是非常重要的，要多抱抱宝宝，尤其是肌肤接触，让宝宝成为充满爱与信心的人。

新生儿有时候会手舞足蹈，这也是在发展本体感，即知道自己的身体在哪里，而这些触觉和本体感的早期输入会不断刺激大脑。

因此，多做身体接触，多对着宝宝说话，让宝宝看清人脸，多播放古典音乐和童谣等，都是比较好的良性刺激。

运动训练

宝宝现阶段的特点：

宝宝出生后就有一定的运动能力，比如打哈欠、凝视、笑、吸吮自己的拳头、蹬腿、挥手、晃胳膊、扭头等，这都是宝宝天生的本领，更是培养动作与运动能力的基础。因此，可以从宝宝出生起就加以培训和锻炼。

训练要点：

在第一个月里，父母可以辅助宝宝做一些被动操，比如抬头、抓握与肢体训练等，这些训练对新生宝宝的成长发育都非常有利。

注意事项：

宝宝的衣服要宽松、柔软、舒适，让宝宝的身体自由伸展。系带等不要绑得太紧，否则会限制四肢的活动，影响身体发育。

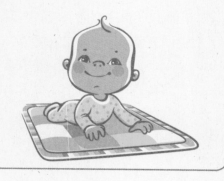

视力训练

宝宝现阶段的特点：

新生宝宝已经有了视觉能力，对光线的刺激十分敏感，但此时他的视觉能力还是很微弱的，只能看到20厘米远的物体，眼睛可以跟踪运动的物体，也会向声源方向移动目光。

训练要点：

选择一些颜色鲜艳的吊挂玩具，悬挂在距离宝宝眼睛20~40厘米处。随月龄增加，可适当拉开距离。

注意事项：

要发展宝宝的视觉能力，必须将物体放在距离宝宝眼睛20~40厘米的距离。这种状态会一直持续到3~4个月才会改变。

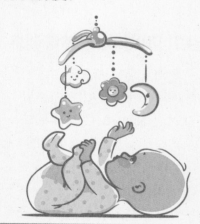

哪些乙肝女性不宜母乳

　　携带乙肝病毒的妈妈，有可能通过母乳喂养把病毒传染给宝宝。一般认为以下情况不适宜母乳喂养：①母乳中能检测到乙肝病毒。②血液中 HBV DNA（乙肝病毒脱氧核糖核酸）水平较高，比如 HBsAg（乙肝表面抗原）、HBeAg（乙肝 e 抗原）及 HBcAb（乙肝核心抗体）阳性（即所谓"大三阳"）的妈妈，须待宝宝注射乙肝疫苗并产生乙肝表面抗体后方可母乳喂养。

　　如果妈妈血液中乙肝病毒检测阴性，婴儿又注射了乙肝疫苗和乙肝免疫球蛋白，可以母乳喂养。

　　为了阻断乙肝病毒的母婴传播，部分乙肝患者在妊娠后期使用了抗病毒药物，由于对这些药物是否会分泌到人的乳汁中，及对新生儿可能会导致什么不良反应，目前均没有足够的研究资料，一般不建议母乳喂养。

如何避免传染宝宝

　　乙肝病毒母婴传播的阻断措施包括孕期、分娩过程和产后的阻断方案。对于母亲 HBsAg 阳性的新生儿，应在出生后 12 小时内尽早注射乙肝免疫球蛋白（HBIG），剂量为 100～200 IU，同时在不同部位接种乙肝疫苗。出生后 1 个月和 6 个月分别接种第 2 和第 3 针乙肝疫苗。此方案可以阻断 90% 以上的新生儿感染乙肝。

　　现有研究证明，携带乙肝病毒的孕妈妈传染宝宝的概率与孕妈妈血中 HBV DNA 水平相关。当孕妈妈血中 HBV DNA 载量 < 2×10^6 国际单位 / 毫升时，宫内感染的机会很低，分娩后的阻断措施已经足够；对于 HBV DNA ≥ 2×10^6 国际单位 / 毫升的孕妈妈，上述措施成功率降低，推荐孕期后 3 个月应用替比夫定或者替诺福韦抗病毒治疗，降低孕妈妈体内病毒的水平，可以进一步减少传染宝宝的机会。

　　平时注意保护好宝宝柔软的皮肤、黏膜，避免皮肤、黏膜损伤，妈妈的血液、唾液不要直接接触宝宝的伤口。妈妈可正常接触已产生保护性抗体的新生儿，如抚摸宝宝、抱宝宝等。

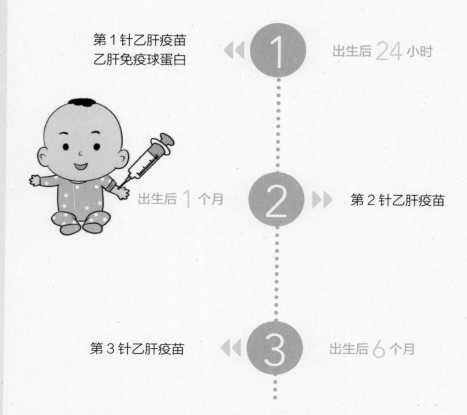

母亲 HBsAg 阳性的新生儿阻断流程

第 1 针乙肝疫苗
乙肝免疫球蛋白　　　◀◀　**1**　出生后 24 小时

出生后 1 个月　　**2**　▶▶　第 2 针乙肝疫苗

第 3 针乙肝疫苗　◀◀　**3**　出生后 6 个月

如何知道宝宝是否被感染了

新生儿出生时，外周血检测结果 HBsAg 和 HBV DNA 为阳性可以作为宫内感染的诊断依据，羊水及脐血检测到 HBV DNA 也有提示意义。

HBsAg 阳性的产妇分娩时，胎儿通过产道，可能吞进羊水、血、阴道分泌物而引起感染，出生时血清学检测可为阴性，生后 2~4 个月后有 60% 发展为 HBsAg 和（或）HBV DNA 阳性，符合乙型肝炎的潜伏期，可考虑为产时感染。但此时的结果可能不稳定，故一般在生后 7 个月、1 岁时检测乙肝五项和 HBV DNA 含量，若 HBsAg 和 HBV DNA 阳性，和（或）HBeAg、HBcAb 及 HBeAb 阳性，则能确定是被感染了。若生后 7 个月和 1 岁时乙肝五项检测结果是 HBsAb 阳性，表示疫苗预防成功，已获得对乙肝的免疫力。

第 2 章

婴儿期
（1~12个月）

第1节

宝宝的日常护理

生长发育进程

体格生长指标

	月龄	男宝宝	女宝宝
身长（厘米）	3 个月	55.3~69.0	54.2~67.5
	6 个月	61.4~75.8	60.1~74.0
	9 个月	65.2~80.5	63.7~78.9
	12 个月	68.6~85.0	67.2~83.4
体重（千克）	3 个月	4.69~9.37	4.40~8.71
	6 个月	5.97~11.72	5.64~10.93
	9 个月	6.67~12.99	6.34~12.18
	12 个月	7.21~14.00	6.87~13.15

综合能力

1~3 个月

四肢动作更灵活

宝宝醒着的时间延长，吃奶量增加，四肢动作幅度增大，表情更加丰富。有时还会把手指放在嘴里吸吮，这属于正常行为，并不代表肚子饿，只是在探索自己的身体而已，妈妈注意保持宝宝双手的清洁即可，到了一定时期，宝宝就不会再吸吮手指了。

宝宝在做伸展动作时，双腿会伸得越来越直。每次替换尿布的时候，宝宝也会有意识地蹬踹双腿，此时妈妈经常给宝宝做腿部按摩，有助于宝宝双腿的发育。

对声音和光线更加敏感

1~3 个月宝宝的视觉和听觉都有所发展。到 3 个月时，宝宝的听觉更完善，能感受发声的不同方位，并向声源转头；视力已达 0.025~0.033，而且双眼能随着运动的东西移动。细心的家长可以发现，宝宝总是喜欢把头转向有亮光的窗户或灯光，喜欢看色彩鲜艳的窗帘。这时宝宝的记忆力也进一步增强，例如宝宝看到爸爸妈妈的脸时，会表现出欣喜的表情。

3~6 个月

会把身体侧过来

宝宝出生 3 个月后，竖抱宝宝时，他的腰已经能够挺起来了。把两手放在宝宝的腋下，让宝宝两脚站立在你的腿上，宝宝会一蹬一蹬地跳跃。这时宝宝能控制颈部的力量，在俯卧的状态下，可以用手脚支撑起身体，而且能抬起头部。在仰卧的状态下，有的宝宝能够翻身变成侧卧，甚至变成俯卧的姿势。如果宝宝还不能翻身的话，可以轻轻托住宝宝的肩膀和臀部转过身去，引导其做出翻身的姿势。

有了分辨颜色的视觉能力

宝宝的视觉发育明显，这个时期宝宝对颜色的反应跟成人差不多，但比较偏爱红色，其次是黄色、绿色、橙色和蓝色。这时，宝宝的视力已经相当不错了，也具备了较强的调节焦距的能力，可以看到远处比较鲜艳或移动的物体。变化快的影像会使宝宝感兴趣，例如电视里的画面。

触摸不同的物品

可以多准备一些不同材质的安全物品，让宝宝尽情触摸和感觉，丰富宝宝的知识，提高认知能力。但需注意的是，宝宝可能会把东西塞到嘴巴里面去探索，所以，准备的物品一定要干净、安全。

开始从坐到爬

宝宝坐得越来越熟练，每次坚持的时间也越来越长。爬行的时候两只小手在前面撑着，两只小腿在后面使劲地蹬，平衡能力越来越强，可以爬到地点后自己坐起来。这时宝宝还可独自扶着家具站立起来，但可能会因站不稳而摔倒，需要父母看管。宝宝的动作已经有很大的灵活性了，能够很频繁地用手抓东西往嘴里放，因此，不要在宝宝身边放有危险性的物品。

能听懂一些简单的词语

这时宝宝已经能听懂一些简单的词语，比如"妈妈""爸爸""拜拜"等。这时父母应该多用准确而又易懂的语言和宝宝说话，宝宝在反复观看和倾听父母说话后，可以逐步建立动作与词语的联系。宝宝在不满时会发出"咕咕"的愤怒声，已经可以理解"好乖"等赞扬的话，并表现出高兴或委屈的表情。

开始蹒跚学步了

宝宝坐、爬能力已经很好，此时开始蹒跚学步了，可以自由地爬到想去的地方玩耍。宝宝的拇指和食指已能协调地拿起小的东西，已经学会招手、摆手等动作。还喜欢模仿成人的举动，不愉快时会表现出很不满意的表情。任何新奇的东西都可能引起他的强烈兴趣，也开始变得非常顽皮，会故意把东西随处抛落，让大人成天跟在他身后。

可以说出"饭""吃"等简单词语

12 个月的宝宝已经可以说出"饭""吃"等简单词语，并喜欢不停地重复，就像在咿呀地学说短句，能够有意识地说"爸爸""妈妈""奶奶""娃娃"等，还会使用一些单音节动词如"拿""给""掉""抱"等。此时他的发音还不太准确，常常说出一些莫名其妙的词语，或用一些手势、动作来表示。如果妈妈把耳朵凑近，宝宝会喜欢发出"咯咯""嘶嘶"等有趣的声音。

关注宝宝的大小便

· 观察小便，判断母乳是否充足

母乳喂养且不添加辅食的宝宝，一天能有 6 次以上的小便，而且尿液呈淡黄色，说明奶量充足。如果母乳喂养的同时给宝宝饮水或其他饮料，就另当别论了。

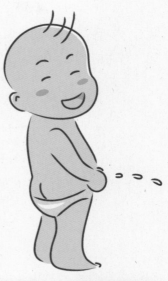

· 宝宝小便的量和次数

宝宝小便的次数和量会受年龄、液体摄入、不显性失水（体温、呼吸、环境温度和湿度）、精神因素、药物、疾病等因素的影响，个体差异很大，并没有一个统一的标准，以下数据仅供参考。

年龄	每天排尿次数	每天排尿量
出生至第 3 天	4~5 次	0~80 毫升
第 4~10 天	20~30 次	100~300 毫升
第 11 天至 2 个月	20~25 次	250~400 毫升
2 个月至 1 岁	15~20 次	400~500 毫升
1~3 岁	10 次左右	500~600 毫升

1 岁内的宝宝每天每千克体重需水量为 120~160 毫升，1~3 岁的宝宝每天每千克体重需水量为 110~150 毫升，包含食物中的水分，如果天气炎热或宝宝活动量较大，可以酌情增加。宝宝的尿液颜色和尿量是判断宝宝是否需要补充水分的可靠指标，如果尿液为深黄色且排尿次数较少，说明宝宝缺水了；如果尿液颜色非常浅且尿量多，说明宝宝喝水多了，喝水太多也会增加肾脏负担。

看宝宝的大便，主要看什么

观察婴儿大便，可先从颜色入手。新生儿出生 24 小时内排出胎便，胎便是由胃肠道分泌物、胆汁、肠壁上皮细胞、胎毛、胎脂以及孕期吞进的羊水等组成的，颜色黑绿、黏稠。出生后 2~3 天，大便颜色变浅，逐渐转为黄色。母乳喂养的宝宝大便呈黄色或金黄色；配方奶喂养的宝宝大便呈淡黄色。

新生儿的胎便是没有臭味的，随着宝宝不断成长，喂养的条件不同，气味也就不同。母乳喂养宝宝的大便味酸不臭，配方奶喂养宝宝的大便则臭味明显。

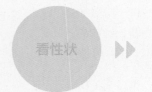

新生儿胎便通常为黏稠状，母乳喂养宝宝的大便呈软膏样；配方奶喂养宝宝的大便则相对干燥。

正常大便与异常大便

宝宝大便的次数和性状常常反映其消化功能的好坏。一般来说，母乳喂养的宝宝，正常的大便呈黄色或金黄色，有酸味；配方奶喂养的宝宝，其正常大便一般呈淡黄色，常有臭味。一旦大便的性状、颜色和次数与平时有所不同，就要提高警惕了。

奇臭难闻的大便

富含蛋白质的食物摄入过多就会中和胃酸，从而降低胃液的酸度，导致消化吸收不充分，再加上肠道细菌的分解代谢，大便往往奇臭难闻。

水样大便

一旦宝宝的大便不是拉出来的而是"喷"出来的，毫无疑问，肯定是腹泻了。这种水样大便多见于食物中毒和急性肠炎。

泡沫样大便

如果宝宝吃的淀粉类食物过多，肠道中的食物过度发酵，大便就会呈深棕色带有泡沫的水样便。

蛋花汤样大便

如果宝宝的大便像蛋花汤就麻烦了。患病毒性肠炎和产毒性细菌引起的肠炎的小宝宝常常出现蛋花汤样大便。

绿色大便

若大便呈绿色，且有黏液和脓液，提示宝宝可能患细菌性肠炎。此外，有些吃配方奶的宝宝大便也呈暗绿色，这是因为配方奶中加入了一定量的铁质，这些铁质经过消化道，并与空气接触后，就呈现为暗绿色。

大便带血

血便分为多种情况：如果大便黏稠，且含有鲜血，宝宝可能得了细菌性痢疾或空肠弯曲菌肠炎，需要及时就医；如果大便像洗肉水，并有特殊的腥臭味，很可能是急性出血性坏死性肠炎；如果血色鲜红、不与粪便混合，仅黏附于粪便表面或于排便后有鲜血滴出，提示肛门或肛管疾病，如痔疮、肛裂、肠息肉、直肠肿瘤等。

豆腐渣大便

可能是真菌引起的肠炎。

妈妈可根据宝宝大便情况来调整饮食

1 母乳中糖分过多。若宝宝的大便泡沫多、酸味重、粪水分离，且大便次数增多，这往往是糖分过度发酵所致，妈妈应该适当控制碳水化合物的摄入量。

2 母乳中蛋白质过多。若宝宝的大便有臭鸡蛋味，可能是摄入的蛋白质过多了，引起消化不良所致。此时妈妈应该注意限制鸡蛋、瘦肉、豆制品、奶类等高蛋白质食物的摄入量。

3 母乳中脂肪过多，新生儿会出现大便次数增多，粪便中有不消化的食物。这时可缩短每次喂奶的时间，让孩子多吃前奶少吃后奶。因为前奶蛋白质和水含量较多，而后奶脂肪含量较多，不易消化。必要时，妈妈可在喂奶前 30~60 分钟先饮一大杯温开水，稀释乳汁，然后再给宝宝喂奶。

• 解读有问题的屁

1. 臭屁

放屁或呃逆不断，并有酸臭味儿，是宝宝消化不良的表现，应减少奶量，加喂温水，减少脂肪和高蛋白食物的摄入，将辅食调稀一些。可以坚持每天给宝宝按摩腹部，从肚脐开始，顺时针螺旋式向外按摩，以促进肠胃蠕动、帮助消化。

2. 空屁

断断续续不停地放屁，但无臭味，多是胃肠排空后，饥饿引起的肠蠕动增强造成的。此时还常常听到阵阵肠鸣音，这种情况就是饿了，应及时喂食。

3. 放屁带屎

如果宝宝的饮食、精神状况良好，没有腹泻的情况，放屁带屎就是正常现象，爸妈不必担心。因为宝宝太小，控制排便的能力很弱，很容易在放屁时带出便便。如果宝宝发生了腹泻，就要考虑是不是消化不良或肠道感染，在医生指导下服用药物，并且调整宝宝的饮食，保证辅食和奶量均衡。

4. 多屁

多屁、多粪便，常由于宝宝吃了过多淀粉含量高的食物引起，应减少淀粉含量高的食物的摄入量，适当增加蛋白质、脂肪类食物的摄入。

• 只放屁不排便怎么办

如果宝宝长时间不排便，只是放屁，要考虑消化不良的可能。宝宝正处于生长发育期，肠胃功能不健全，容易出现消化不良、食积、腹胀等症状，导致宝宝烦躁、哭闹。

注意饮食	药物调理	按摩法
母乳喂养的妈妈不要吃辛辣、油腻、生冷、刺激性的食物，还要多给宝宝饮水。	可以适当服用点益生菌调节一下肠道菌群。	手掌向下，平放在宝宝脐部，按顺时针方向轻轻推揉。这不仅可以加快宝宝肠道蠕动、促进排便，还有助于消化。

呵护宝宝的小屁屁

宝宝出生后的前几个月，排便、排尿次数较多，且没有规律。由于宝宝皮肤娇嫩，被纸尿裤或尿布长时间包裹，容易出现尿布疹，甚至局部皮肤溃烂。所以，宝宝的小屁股要勤清洗，尤其是在排完大小便之后，要用温水冲洗臀部，且勤换纸尿裤或尿布，减少大小便对皮肤的刺激，保持皮肤清洁、干燥。此外，洗完之后，可以在皮肤发红的地方涂抹护臀霜，起到保护臀部皮肤的作用。

·男宝宝的便后清洁步骤

1 男宝宝经常会在你解开尿布的时候撒尿，故在解开尿布后应将尿布停留在阴茎处几秒钟，以免尿到你身上。

2 用纸巾擦去粪便，在他屁股下面垫好隔尿垫。用毛巾蘸温水来擦洗下腹部。

4 用毛巾清洁宝宝睾丸及阴茎下面，因为这些地方可能有尿渍或大便。清洁睾丸下面时，妈妈用手指轻轻将睾丸向上托起。

3 用毛巾彻底清洁大腿根部及阴茎处的皮肤皱褶，由里往外擦拭。

5 将宝宝双腿举起，清洁他的肛门及屁股内侧，接着清洗大腿。

6 用干毛巾擦干尿布区，让他光着屁股晾晾。

· 女宝宝的便后清洁步骤

女宝宝的尿道较短，如果不注意卫生，病菌可以经较短的尿道进入膀胱，引起泌尿系统炎症。阴道口也时常有少量分泌物，若不加清洗，将会为细菌繁殖创造有利条件，引起生殖器炎症。

 马医生贴心话

出现红臀的处理办法

出现红臀后，可用护臀霜或鞣酸软膏，使用时注意只用很少一点点。在宝宝的屁股上非常薄地涂抹一层，然后轻轻拍打周围的皮肤帮助吸收。涂抹得过多过厚，容易造成毛孔堵塞，反而会加重红臀。

1 用纸巾擦去粪便，然后用毛巾蘸温水擦洗小肚子，直至脐部。

2 将宝宝双腿分开，清洗其外阴部。

4 用湿毛巾清洁臀部、肛门及大腿内侧，被大便弄脏的部位要仔细清洗。

3 仔细擦洗大腿根部所有皮肤皱褶处，要注意顺序是由上向下、由内向外。

5 用纸巾轻轻擦干尿布区，然后让宝宝光着屁股，使臀部曝露于空气中一段时间。

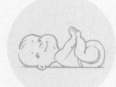

清理鼻痂、剪指甲

导致宝宝鼻塞的常见原因有两个：一个是鼻腔内形成了干硬的鼻痂；另一个是上呼吸道感染引起鼻腔内分泌物增多、鼻黏膜肿胀。

· 清理鼻痂

1 用香油、母乳或者温水滴到鼻痂上，软化后用棉签轻轻转出来，或者用吸鼻器吸出来。

2 如果鼻痂的位置比较深，软化后可以用温水浸湿毛巾，从宝宝鼻根处擦到鼻翼处，反复擦拭。然后轻揉鼻翼两侧，等软化的鼻痂移到鼻口，再用棉签轻轻转出来。

3 也可以用纸巾或者棉签在宝宝鼻孔处转动进行刺激，软化的鼻痂就会随宝宝的喷嚏打出来了。

· 改善鼻塞的按摩法

如果宝宝的鼻塞是感冒引起的，妈妈可用指腹适当按摩宝宝的鼻子。由于宝宝的鼻梁骨尚未发育成熟，因此在为宝宝按摩鼻子的过程中不能用力按压。具体方法如下：

1 妈妈洗净双手，将手指放在宝宝的鼻翼两侧，用指腹由下向上轻轻揉搓至额头。

2 用指腹从宝宝的眼角轻轻按摩至鼻翼两侧。按摩眼角时，注意妈妈的手指不要碰到宝宝的眼睛。

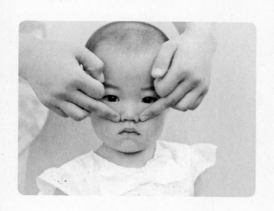

 马医生贴心话

不要用手直接去抠鼻痂

宝宝的鼻腔尚未发育成熟，鼻腔小，鼻黏膜毛细血管丰富，抠鼻子很容易损伤鼻黏膜，引起鼻出血。如果细菌进入鼻腔，还可能造成呼吸道感染。

·给宝宝修剪指甲

准备一套合适的修剪工具

俗话说，工欲善其事必先利其器，给宝宝剪指甲前需要准备婴儿专用指甲剪或指甲钳。这类工具灵活度高，安全实用，有自然的弧度，可一次修剪完成，不容易对宝宝造成伤害。

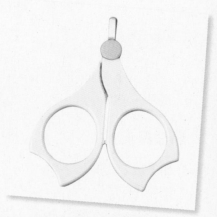

·选择适当的修剪时机

对于小宝宝来说，最好在他熟睡期间剪指甲，可以防止宝宝乱动不配合。对于稍大点的孩子，可以和他商量之后，在宝宝的配合下剪指甲。

具体步骤：

1 在宝宝熟睡时进行指甲修剪，用一只手握住宝宝的手，另一只手握指甲剪。大一点的宝宝也可清醒时抱着宝宝剪。

2 握住宝宝的五个手指头，避免在剪指甲时宝宝乱动。

3 先剪指甲中部，再修剪两边，这样能够控制修剪长度。指甲不可剪得太短，特别是指甲两侧不要剪得太深，否则可能会引起嵌甲甚至甲沟炎。

4 剪完指甲之后还要用打磨器把尖角部分进行打磨，避免宝宝抓伤自己。

5 若宝宝指甲旁长出倒刺，不要用手去拔，否则会伤到周围皮肤，严重的还会引起感染。可用指甲剪将其修剪掉。

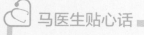 马医生贴心话

不要给宝宝挖耳屎

宝宝的耳道很小很娇嫩，不能像大人一样给宝宝挖耳洞。不用担心耳屎会影响宝宝健康，因为它们会随着宝宝的咀嚼、张口或打哈欠等活动，借助颞下颌关节的运动而自行脱落，并排出耳道。如洗澡时耳道不慎进水，可以将宝宝的头转向一侧，用棉棒对耳廓进行清洁。注意，只能清洁到耳孔，不宜深入，以免把耳屎推向深处而引起耳道堵塞。

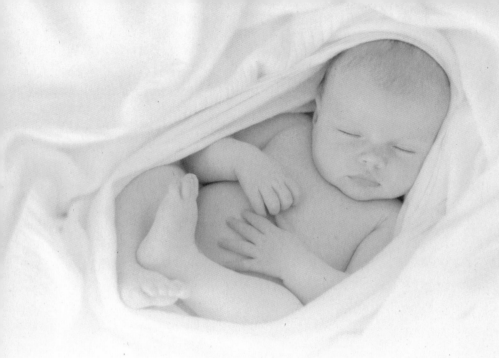

宝宝安睡小良方

· 运用"EASY"程序养出睡眠规律的宝宝

什么是"EASY"程序育儿法

"EASY"是一个首字母缩略词：E 是 eat（进食），A 是 activity（活动），S 是 sleep（睡觉），Y 是 you（妈妈自己）。"EASY"程序育儿法，其实就是培养宝宝"吃－玩－睡"这一规律作息节奏。每一轮"吃－玩－睡"就是一个周期。宝宝白天会重复好几轮"EASY"，直到晚上睡觉。

一般情况下，建议 3 个月内的宝宝 3 小时一周期，4~8 个月的宝宝 4 小时一周期，9 个月以后差不多 5 小时一周期。

执行"EASY"，要灵活运用，重在坚持

刚开始认真执行"EASY"的妈妈们，肯定都会盯着作息表。宝宝达到了，开心不已；宝宝没达到，又无比焦虑。要知道，宝宝不是机器人，而且每个宝宝都有自己的特点，没办法完全按照制订的作息表精确执行。所以，执行"EASY"时，要规律地安排宝宝的作息，但并不是严格掐时间。

"吃－玩－睡"这个节奏并不难实现，难就难在我们是否可以每天都坚持下来。这就跟培养好习惯一样，"一个习惯的养成需要 21 天"，而宝宝养成作息规律的好习惯，时间可能会更长。

E: 7: 00起床喂奶

A: 7: 30或7: 45活动（根据喂奶时间）

S: 8: 30睡觉（1.5小时上午觉）

Y: 妈妈自己的时间

E: 10: 00喂奶

A: 10: 30或10: 45活动

S: 11: 30睡觉（1.5小时午觉）

Y: 妈妈自己的时间

E: 13: 00喂奶

A: 13: 30或13: 45活动

S: 14: 30睡觉（1.5小时下午觉）

Y: 妈妈自己的时间

E: 16: 00喂奶

S: 17: 00~18: 00小睡（大概40分钟）

E: 19: 00喂奶（如果宝宝在快速生长期，需要在19: 00和21: 00密集喂2次）

A: 20: 00洗澡

S: 21: 00再次喂奶后睡觉

Y: 晚上时间就是妈妈的了

　　如果宝宝晚上还需要喂夜奶，喂完奶就让宝宝继续睡，不需要执行"EASY"程序

"4S"哄睡安抚法

　　"4S"哄睡安抚法包括睡眠环境布置（seting the stage），裹襁褓（swadding），静坐（sitting），嘘拍（shush-pat method）。每次重复同一程序，是建立睡眠联想条件反射的关键。"4S"哄睡安抚法最好在宝宝出生后就开始实施，越早建立睡眠条件反射效果越好。

　　"4S"哄睡安抚法的具体步骤：

1 环境布置，给宝宝营造一个安静的睡眠环境。

2 裹襁褓，就是用棉被、毛毯等包裹宝宝，可以增强宝宝的安全感，还能保暖，让宝宝睡得安稳。

3 静坐，其实就是陪宝宝安静地待会儿，培养他的睡眠情绪。

4 嘘拍法，就是宝宝安静后，在他耳边轻轻地嘘嘘，同时轻拍他的后背，等到宝宝有点闭眼睛了，就把他放到小床上，再嘘拍一阵，他就睡了。

解读宝宝的哭声

宝宝从脱离母体发出哇哇啼哭的那一瞬间开始，便有了独立表达的欲望。虽然他还不会说话，无法直接表达自己的需要，可他的哭闹、摇头、挤眉弄眼等动作也是表达自己想法的一种方式，家长们一定要多加关注。

健康性啼哭 ▶ 妈妈，我很健康

表现 健康的哭声抑扬顿挫，不刺耳，声音响亮，节奏感强，没有眼泪流出。一般每天啼哭 4~5 次，均无伴随症状。不影响饮食、睡眠及玩耍，每次哭的时间较短

对策 如果你轻轻地抚摸他，或朝他微笑，或者把他的两只小手放在腹部轻轻摇两下，宝宝就会停止啼哭

过饱性啼哭 ▶ 哎呀，肚子好撑

表现 多发生在喂哺后，哭声尖锐，两腿屈曲乱蹬，向外溢奶或吐奶。若把宝宝腹部贴着妈妈胸部抱起来，哭声会加剧，甚至呕吐

对策 过饱性啼哭不必哄，哭可加快消化，但要注意溢奶

饥饿性啼哭 ▶ 妈妈，我饿了，要吃奶

表现 这样的哭声带有乞求，由小变大，很有节奏。当妈妈用手指触碰宝宝面颊时，宝宝会立即转过头来，并有吸吮动作，若把手拿开，不喂哺，宝宝会哭得更厉害

对策 一旦喂奶，哭声就戛然而止。宝宝吃饱后不再哭，还会露出笑容

意向性啼哭 ▶ 妈妈，抱抱我吧

表现 啼哭时，宝宝头部左右不停地扭动，左顾右盼，带有颤音。妈妈来到宝宝跟前，哭声就会停止，宝宝盯着妈妈，很着急的样子，有哼哼的声音，小嘴唇翘起

对策 抱抱他，但是也不必一哭就抱起来，还是要注意观察宝宝的需求

尿湿性啼哭

表现 强度较轻，无泪，大多在睡醒或吃奶后啼哭。哭的同时两脚乱蹬

▶

尿湿了，不舒服

对策 给宝宝换上干净的尿布，宝宝就不哭了

寒冷性啼哭

表现 哭声低沉，有节奏，哭时肢体稍动，小手发凉，嘴唇发紫

▶

衣被太薄，我好冷啊

对策 为宝宝加衣被，或把宝宝抱到暖和的地方

燥热性啼哭

表现 大声啼哭，不安，四肢舞动，颈部多汗

▶

盖太多了，好热

对策 为宝宝减少衣被，移至凉爽的地方

便前啼哭

表现 宝宝感觉腹部不适，哭声低，两腿乱蹬

▶

我要拉便便了

对策 不要移动宝宝，给宝宝一个安静的排便环境，一般大便后就好了

疼痛性啼哭

表现 哭声比较尖利

▶

扎到我了，好痛啊

对策 及时检查宝宝的被褥、衣服中有无异物，皮肤有无蚊虫咬伤

伤感性啼哭

表现 哭声持续不断，有眼泪，比如没有及时给宝宝洗澡、换衣服，被褥不平整或尿布不柔软时，宝宝就会伤感地啼哭

▶

我感到不舒服

对策 常给宝宝洗澡，勤换衣被，保证宝宝处于舒适的环境中

吸吮性啼哭

表现 多发生在喂奶3～5分钟后，哭声突然，阵发

▶

吃着不舒服，好着急

对策 往往是因为奶液过凉或过热，奶嘴孔太小而吸不出，或奶嘴孔太大致使呛奶等。查找原因，解决宝宝吃奶的障碍

害怕性啼哭

表现 哭声突然发作，刺耳，伴有间断性号叫

▶

好孤独啊，我有点害怕

对策 害怕性啼哭多由于恐惧黑暗、独处、小动物、打针吃药或突如其来的声音等。这时可以细心体贴地照顾宝宝，消除宝宝的恐惧感

困倦性啼哭

表现 啼哭呈阵发性，一声声不耐烦地号叫，这就是我们常称的"闹觉"

▶

好困，但又睡不着

对策 宝宝闹觉常因室内人太多，声音嘈杂，空气污浊，过热。让宝宝在安静的房间躺下来，他很快就会停止啼哭，安然入睡

• 安抚宝宝哭闹的办法

大多数宝宝对声音和移动的物体较敏感，在宝宝哭泣时，一般情况下，声音和运动可以使他安静下来。以下是一些参考措施：

声音

- 对孩子说话或唱摇篮曲给他听。
- 播放一些轻柔、有节奏感的音乐。
- 准备一个能发声的玩具让宝宝玩，摇动它使它发出声响。
- 打开电视、收音机或洗衣机等家电，使其发出有规律的声响。

运动

- 把孩子抱起来，轻拍其背部，慢慢地来回走动。
- 抱着孩子散步或轻松地跳舞。
- 用背带背着孩子走动。
- 用婴儿车推着孩子到外面走走。

 马医生贴心话

若是肠绞痛哭闹，尝试飞机抱

当宝宝肠绞痛哭闹不止时，让他舒服很重要。可让宝宝趴在爸爸妈妈的手臂上，飞机抱 3~5 分钟，有利于宝宝排出肠胃里面的空气，缓解肠绞痛。

外出活动注意事项

· 根据季节调整户外活动的时间

如果天气温暖无风，妈妈可以带着宝宝到户外晒晒太阳，既可以呼吸新鲜空气，还能让宝宝开始认识这个美妙的世界。社区、庭院、公园等空气清新、风景优美的地方都是户外活动的好去处。而且，外出活动还可以缓解产后抑郁。

妈妈要根据季节变化来调整户外活动的时间：

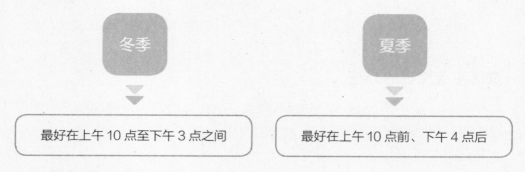

冬季	夏季
最好在上午 10 点至下午 3 点之间	最好在上午 10 点前、下午 4 点后

· 外出时要注意什么

1 为避免宝宝生病，尽可能少带宝宝去超市、电影院等人多又封闭的空间，尤其在冬春季呼吸道疾病的高发季节。如果亲朋好友想要抱宝宝，一定要让他们先洗手，方可抱宝宝，这样可以减少感染的机会。最好带宝宝远离生病的人，因为宝宝的抵抗力比较弱。

2 带宝宝出门时，应尽量选择宝宝情绪好的时候，可以激发他的好奇心，有益于培养他的认知能力。

3 要给宝宝穿合适的衣物，同时要注意保暖和防晒；夏天戴遮阳帽，注意驱蚊；冬天要包裹好宝宝的头、脚、手，天气较冷时最好额外包一条轻薄的毯子或加一件上衣。

4 避免他人亲吻宝宝。婴幼儿的抵抗力低，免疫系统还有待完善，亲吻很容易将成人身上的病菌传染给宝宝。嘴对嘴的亲密接触更加危险，可能会把口腔里的病菌，尤其是经呼吸道传播的病菌传给宝宝，使其染病。

晒太阳前，不要给宝宝洗脸洗澡

宝宝晒太阳前不要洗脸洗澡，因为那样宝宝皮肤分泌的油脂会被洗掉，没有这层油脂，宝宝容易被晒黑、晒伤。

隔着窗户晒太阳不能补钙

众所周知，晒太阳不但能补钙、防治骨质疏松，还能促进血液循环，冬季更应该多晒太阳。天气寒冷的冬季，有些人喜欢隔着玻璃在屋里晒太阳。这样能补钙吗？答案是否定的。

晒太阳是要让宝宝的皮肤直接接触紫外线，以促进维生素 D 的合成，而维生素 D 有利于钙吸收。

隔着玻璃晒太阳，阳光中能促进维生素 D 合成的紫外线被玻璃挡在外面，无法促进维生素 D 合成，自然也就不能促进机体对钙的吸收了。

蚊虫叮咬怎么办

新陈代谢快的人容易被蚊虫叮咬，因此小宝宝易遭蚊子袭击。大部分蚊虫叮咬都不严重，一般在 2~3 天内会自行好转，但有的蚊虫叮咬会出现严重的过敏反应，有时还会危及生命，那么宝宝被蚊虫叮咬了怎么办呢？

科学护理

- 用毛巾对叮咬部位进行冷敷。可以把沾湿的毛巾放入冰箱冻一会再冷敷。
- 可用炉甘石洗液涂抹叮咬处。
- 剪短宝宝指甲，避免宝宝抓破感染。

积极预防

- 带宝宝外出玩时，特别是晚上，尽量让宝宝穿轻薄的长衫和长裤，以减少宝宝的皮肤裸露。
- 尽量不要给宝宝用香皂等有强烈气味的物品，因这些容易招引来蚊虫。
- 室内尽量不要存放开封的零食或饮料，最好把这些食物放入冰箱，因为这些食物易招引蚊虫。
- 给宝宝用儿童专用的驱蚊药，且注意正确使用。

每天给宝宝做被动体操

临床实践证明，给婴儿进行系统的体操训练，有利于婴儿的生长发育，能增强免疫力、增进食物的消化和吸收、减少婴儿哭闹、增加睡眠；同时，体操训练可以增强婴儿与父母的交流，帮助婴儿获得安全感，发展对父母的信任感。心理学研究发现，婴幼儿期有过体操训练经历的人在成长中较少出现攻击性行为、更合群。

1~3 个月

通过弯曲、伸直膝盖的运动锻炼下肢肌肉，促进下肢骨骼、关节和肌肉的发育。

3~6 个月

这个时期，为了让宝宝学会翻身，要重点锻炼宝宝的手臂力量。

弯曲、伸直膝盖

在宝宝体操中，最重要的就是腿部运动。

操作方法

1　在仰卧状态下，轻轻抓住宝宝两只脚踝，然后慢慢地向胸部方向弯曲。

2　从胸部慢慢地拉动双脚，伸直膝盖。以上动作重复5次。

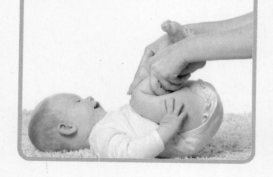

交叉双臂

交叉双臂能提高肺功能和手臂的力量。要根据宝宝的呼吸节奏，控制张开双臂的速度。

操作方法

1　在仰卧状态下，让宝宝抓住妈妈的大拇指，妈妈用其余手指轻轻抓住宝宝的手腕和手臂。慢慢地抬起宝宝的双臂，然后在宝宝的胸前交叉。

2　抓住宝宝的双臂，向两侧张开。以上动作重复5次。

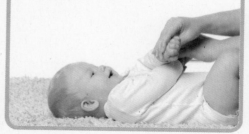

仰卧起坐

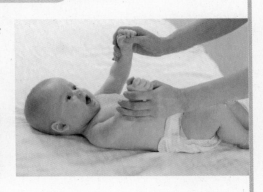

仰卧起坐能加强颈部、手臂和腹肌的力量。

操作方法

1 在仰卧状态下，让宝宝抓住妈妈的大拇指。

2 慢慢地向上拉双手，使宝宝抬起头部和肩部，然后逐渐抬起上半身。在抬起上半身的状态下停4~5秒，然后慢慢放下宝宝，使其肩部和头部落在床面上。

抬手臂、抬腿

抬手臂可以锻炼手臂的力量，但不可抬起过高，避免宝宝头部向下倾斜；抬腿可以锻炼腿部力量，但不能用力过猛。注意观察宝宝的表情，如果宝宝不愿意做，要马上终止。

操作方法

1 让宝宝趴在毛毯上，妈妈把拇指伸进宝宝的手掌中，并用其他手指抓住宝宝的手腕。

2 慢慢地向身体上方抬起宝宝的双臂。此时，宝宝会自然地向上抬头。在侧卧的情况下，也可以用同样的方法抬起手臂。

3 让宝宝仰卧在床上，双手抓住宝宝的小腿，然后抬起双腿，直到双腿和腹部垂直为止。用大拇指按住宝宝的脚掌轻轻向下压，使双脚和腿呈90度，再缓缓放下双腿。

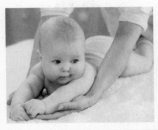 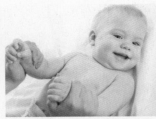 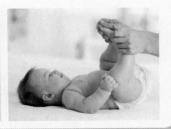

· 6 个月以后：学坐、学爬、学走

对于准备学习爬和走路的宝宝来说，能充分活动腿部的体操更有利于锻炼宝宝的下肢。但要注意，在宝宝饥饿和疲惫时要避免运动。

滚球运动

可提高身体的协调能力。把球滚到宝宝的身边，引导宝宝宝追球。

操作方法

妈妈和宝宝面对面坐在爬爬垫上，让宝宝向妈妈滚球，然后妈妈再向宝宝滚球。

爬到妈妈的身上

这个动作能锻炼宝宝手臂的力量。此时要抓紧宝宝的双手，以免滑落。

操作方法

妈妈取坐位，向前迈出一步，然后抓住宝宝的双手，帮助宝宝沿着妈妈的脚背、膝盖、大腿、腹部，最后爬到妈妈的肩上。

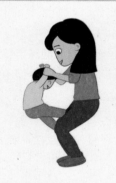

抓着双脚站立

为了减轻宝宝手和脚的负担，要用一只手抓住宝宝的脚，以便宝宝能够轻松地站起来。

操作方法

一只手抓住宝宝的一侧肩膀，另一只手抓住宝宝的双脚。轻轻地向上拉住宝宝的肩膀，使宝宝站起身，然后再让宝宝坐下。

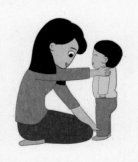

第2节

宝宝的喂养方法

本阶段宝宝营养需求

《中国居民膳食指南（2016）》中指出：6月龄内是人一生中生长发育的第一个高峰期，对热量和营养素的需要高于其他任何时期。母乳喂养能满足6月龄内婴儿全部液体、热量和营养素的需要，母乳中的营养素和多种生物活性物质构成一个特殊的生物系统，为婴儿提供全方位呵护，助其在离开母体保护后，仍能顺利地适应大自然的生态环境，健康成长。

· 前奶 + 后奶，满足6个月内宝宝所有营养需求

"前奶"和"后奶"理解起来非常简单。喂奶时，先吸出来的乳汁叫"前奶"，比较稀薄，主要成分是水分、蛋白质、免疫球蛋白；后面出来的奶叫"后奶"，外观颜色较白，相对稠厚，富含脂肪、乳糖，能提供更多能量，让宝宝有饱腹感。

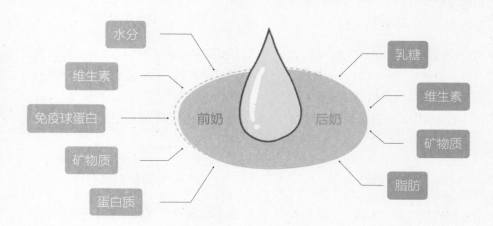

一般情况下，宝宝吸吮10分钟以上，就能同时吃到前奶和后奶。因而哺乳时不要匆忙，也不要将前奶挤掉，要让宝宝既吃到前奶又吃到后奶，营养全面，更耐饿。

· 为了宝宝的口粮品质，妈妈营养要跟上

乳母每天分泌 600～800 毫升的乳汁来喂养孩子，当营养供应不足时，即会动用本身的营养储备来满足婴儿对乳汁的需要，所以为了保护母亲和分泌乳汁的需要，必须供给乳母充足的营养。

哺乳妈妈的营养饮食原则

 马医生贴心话

给婴儿补充维生素 D

母乳喂养不能使婴儿获取足够的维生素 D，而维生素 D 有助于钙的吸收。营养学会建议，要给母乳喂养的宝宝每天提供 400IU 的维生素 D 补充剂。维生素 D 来源：日照可促使皮肤自身合成维生素 D；维生素 D 制剂。

---

1 ▶▶ 数量要精

产后过度进补会让妈妈更加肥胖，对产后恢复也没益处，如果妈妈产后需要哺乳，可以适当增加食量。

2 ▶▶ 种类要杂

吃多种多样的食物，荤素搭配着吃，这样营养才能更均衡，无论荤素，食物的种类越多越好。

3 ▶▶ 烹煮要软

烹煮食物以细软为主，米饭也可以软烂一些，少吃油腻的食物。一部分妈妈产后体力透支，会有牙齿松动的情况，应避免食用过硬的或带壳的食物。

4 ▶▶ 少食多餐

妈妈产后肠胃虚弱，每次不宜吃太多，但又容易饿，因此除了正常的一日三餐外，应在两餐之间适当加餐，以促进肠胃功能的恢复。

5 ▶▶ 多补水

大多数妈妈产后要母乳喂养，会分泌大量乳汁，所以一定要在食物中增加水分的摄入，流质食物是很好的选择，如汤、粥等。

6 ▶▶ 补充蛋白质

妈妈饮食中应适当补充能提高乳汁质量的蛋白质，每日应摄入 80 克。日常可多食瘦肉、鱼虾、鸡蛋、牛奶、大豆等。

按需喂养宝宝

· 母乳喂养最重要的原则就是按需哺乳

所谓"按需哺乳"，就是宝宝什么时候饿了，就什么时候给宝宝哺乳。按需哺乳不仅适用于新生儿，也适用于整个婴儿期喂养。及时、恰当地满足婴儿的需要是培养其心理健康的必要条件，也能建立母子之间良好的依恋与信任，为今后对宝宝的教育打下坚实的基础。

一般来说，无论妈妈乳房大小，都能产生足够的乳汁满足自己宝宝的需求。因此，每对母子之间的喂奶频率和习惯都是不同的。

按需，绝对不是比照别人的频率和习惯，也不能听别人说宝宝多久吃一次奶、每次吃多少分钟，或参考书本上的平均时间来喂养自己的宝宝。每个宝宝胃口大小不同，只要宝宝体重稳定增长，就是吃到了足够的母乳。因此，妈妈一定要观察自己的宝宝，真正了解宝宝的需要，根据宝宝情况来哺乳。

· 喂奶的量与间隔

根据统计，70%的哺乳妈妈最困扰的是不知道宝宝是否吃饱了。因此，很多妈妈在哺乳后忍不住又冲泡奶粉给宝宝吃，似乎唯有亲眼看见奶瓶里的奶被灌入宝宝口中才安心。那么到底如何分辨宝宝是否吃饱了？

月份	母乳量 （每 24 小时）	喂食次数 （每 24 小时）	喂哺时长 （每边乳房）
0~1	570~630 毫升	10~12	7~10 分钟
1~2	630~830 毫升	7~8	10~15 分钟
2~3	740~860 毫升	6~8	10~15 分钟
3~4	740~1060 毫升	5~7	10~15 分钟
4~5	740~1140 毫升	5~7	10~15 分钟
5~6	800~1000 毫升	4~6	10~15 分钟
6~7	800~1000 毫升	4~6	10~15 分钟

母乳因为容易消化且易被宝宝肠胃吸收，所以喂食间隔较短。哺乳时要注意宝宝的吸奶动作是否正确，有时宝宝困了，舌头就会跑到乳头旁边（应在乳头下方），这时虽然有吸奶的动作，但并没有真正吃到奶。这种情形分辨的方法是注意有无吞咽声，若有乳汁流入喉咙的声音，那就无妨，不然要想办法唤醒宝宝，调整吸奶动作。

有些宝宝的舌头会调皮地跑到乳头上方，这时会发出喷喷的吸食声，妈妈要尽早纠正；有些宝宝的嘴巴只含住了乳头，也要尽快纠正，不然不但宝宝无法吃饱，还会造成妈妈乳头酸痛，而乳房因为没有正确的吸吮刺激，也无法产生足够的奶水。

宝宝饿了有哪些表现

- 如果宝宝饿了，即使在睡觉也会出现嘴巴如吸吮般张开闭合、伸舌头。
- 主动靠近寻找母乳。切记是"主动"，不是点触宝宝的唇部才出现的觅食反射。
- 如果宝宝将手指靠近胸腹的位置就说明他饿了，宝宝一般刚睡醒的时候会出现这个动作。
- 如果宝宝频繁将拳头放进嘴巴中，就说明他饿了，想要吃东西。

如果不是饿了，妈妈要细心排查宝宝哭闹的原因：困了、尿了、拉了、肚子疼、热了、冷了、衣服不舒服等。

宝宝吃饱了有哪些表现

- 有一点动静就停止吸吮，甚至放开乳头，转头寻找声源。
- 用他的小舌头把乳头反复抵出来再放进去，如果这时试图把乳头送给他，他会把头转过去，不理睬你，甚至会以哭来抗议妈妈的强迫。
- 全身放松地睡着了，宝宝的手臂自然下垂，神情满足且放松。
- 吃奶漫不经心，吸吮力减弱。

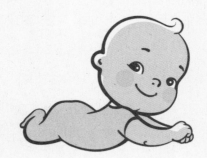

正确催乳

催乳就是当母乳量满足不了宝宝的需求时，通过食用可促进乳汁分泌的食物或按摩来增加母乳量。

· 催乳饮食要点

哺乳妈妈要知道，并不是吃得越多奶水就越多，也不是吃的食物价格越贵奶水的质量就越好。

1 少吃碳水化合物多的食物，如米、面等，多吃蔬菜和瘦肉，避免妈妈变胖。

2 吃多种多样的食物，荤素搭配着吃，这样营养才能更均衡，无论荤素，食物的种类越多越好。

3 不宜一次吃太多，除了正常的一日三餐外，应在两餐之间适当加餐，以促进肠胃功能的恢复。

4 要在食物中增加水分的摄入，流质食物是很好的选择，如汤、粥等。

· 催乳不长肉的食谱推荐

鲜虾莴笋汤

所用原料 莴笋250克，鲜虾150克，盐3克，葱花、姜丝各适量。

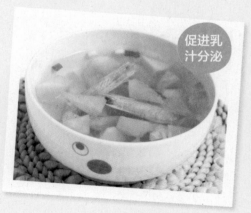

促进乳汁分泌

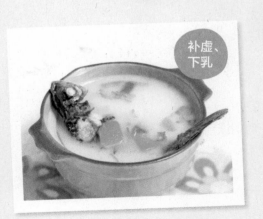

补虚、下乳

木瓜鲫鱼汤

所用原料 木瓜200克，鲫鱼1条，盐2克，料酒10克，葱段、姜片各5克。

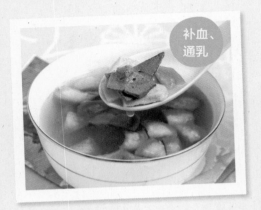

补血、
通乳

丝瓜猪肝瘦肉汤

所用原料 猪肝、猪瘦肉各100克，
丝瓜200克，姜片、胡椒
粉、盐各少许。

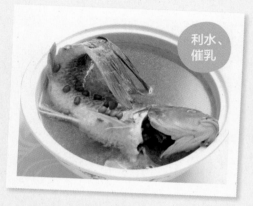

利水、
催乳

红豆鲤鱼汤

所用原料 鲤鱼1条，红豆50克，
姜片5克，盐2克。

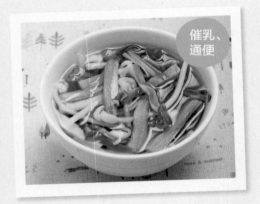

催乳、
通便

原味蔬菜汤

所用原料 黄豆芽、紫甘蓝各100
克，丝瓜、西芹各50克，
盐少许。

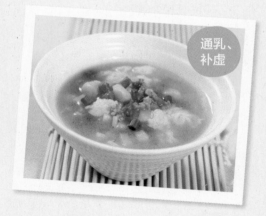

通乳、
补虚

干贝竹笋瘦肉羹

所用原料 猪瘦肉200克，竹笋50
克，干贝30克，鸡蛋1
个，枸杞子10克，盐、葱
花、高汤各适量。

利用好奶阵，多做乳房按摩

奶阵来时的感觉

当哺乳期妈妈的乳房被刺激时，乳汁像喷泉一样喷出或快速流出，这就是奶阵。一次喷乳反射会持续1~2分钟，在一次亲喂（直接抱宝宝用乳房喂奶）时间里会有几次喷乳反射。由于喷乳反射时感觉奶是一阵一阵来的，当奶阵来临时，妈妈会有下面的几种感觉：

1 乳头变硬，乳房微胀，乳腺管充盈。

2 来奶阵的一侧乳房及乳房周围的皮肤会发紧，有酥酥麻麻的感觉，有的妈妈甚至会下巴抖动。

3 宝宝没有吃的那侧乳房也会溢乳或喷乳。

乳房按摩可刺激奶阵

以打圈方式由乳根向乳头方向按摩乳房，轻抚数次后，再用指腹在乳晕周边轻轻挤奶，可帮助启动喷乳反射。

螺旋式按摩法

指腹稍微用力，从乳房上方的胸壁开始，以螺旋方式按摩乳房，在每一个点按摩数秒，再移至下一个点，有点像在做乳房检查的动作。

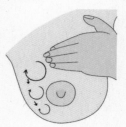

垂直式按摩法

手从乳房上方胸壁轻抚至乳头，用轻轻搔痒的力道即可，这个动作也可以帮助妈妈放松。

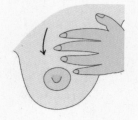

地心引力法

身体微向前倾，借助地心引力让乳房下垂，然后用手轻轻晃动乳房。

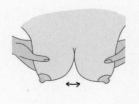

积极追奶

追奶，顾名思义就是奶水不足，或者以前奶水足突然奶水少了，想办法把奶水追回来。对于追奶妈妈来说，除了要对自己有信心，还要注意方法。

· 不要轻易给自己贴上"奶少"的标签

别动不动就说"我就是奶少""我妈生我的时候就是奶少，遗传给我了"，否则，即便有分泌充足奶量的能力，也会不自觉地认为自己奶不够。

母乳喂养是信心的游戏。妈妈要相信大自然赋予女性的神奇能力。有些妈妈没有足够的耐心，一旦乳汁少、不够宝宝吃，就轻易放弃母乳而选择配方奶，这是不对的。如果开始分泌的乳汁少，一方面妈妈要加强饮食管理，一方面要让宝宝多吸吮，因为宝宝的吸吮动作会刺激泌乳，奶是越吸越有的。母乳中的营养含量是很充足的，能完全满足 6 个月以内宝宝成长所需的各种营养物质（除了维生素 D）。因此，6 个月以内的宝宝无须添加其他食物，包括水。但在给宝宝哺喂的同时，妈妈需保证自身的营养充足，若自身缺钙，在给宝宝哺喂的时候，为了保证母乳中的钙含量，身体就有可能动用妈妈的骨钙，影响妈妈的身体健康。所以，在正确哺喂的同时，也要注意自身的营养状况，切忌节食。

· 追奶妈妈可以这么做

让宝宝多吸吮：宝宝的吸吮可以促进乳汁分泌，所以只要宝宝想吃，就给宝宝喂奶，不要等奶多了再喂。能不加配方奶就不加，尽量优先给宝宝吃母乳。

巧喝汤：追奶妈妈不要在吃饭的时候喝催乳汤，那样会影响营养的摄入，要在每次喂奶后喝汤，这样既增加了水分摄入，又不影响正常进食。

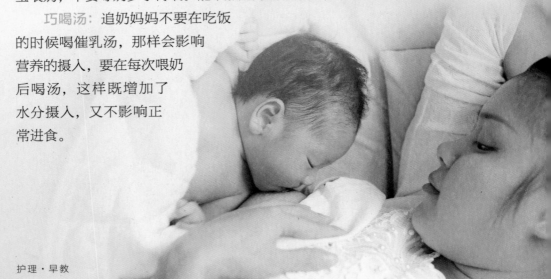

睡得香，奶水多又好

睡眠不好会直接影响乳汁的分泌。为了使奶水充足，妈妈需要保证足够的睡眠。

办法一：调整产后休息时间

妈妈不要只顾晚上的睡眠时间，白天宝宝睡觉的时候，可以跟他一起睡。在哺乳期，休息比娱乐更重要，休息好了乳汁才能充足，身体才能快速恢复。自己的娱乐生活可以暂时先放一放，抓紧一切时间休息，这才是明智的选择。

办法二：保证睡眠质量

哺乳期妈妈睡眠时间比较有限，在这个有限的时间内睡得踏实、安稳是非常重要的。首先妈妈要选择合适的枕头和床，产后一段时间应睡木板床，这有利于骨骼归位和机体复原。枕头也是睡好觉的重要因素，一般来说，能让颈椎与床面平行的枕头比较合适。太软的枕头和太高的枕头都不合适，容易引起颈部疲劳。

办法三：多吃助眠的食物

小米

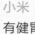

有健胃、和脾、安眠的功效。小米富含色氨酸，色氨酸能促进大脑神经细胞分泌 5-羟色胺，使大脑的思维活动受到暂时抑制，让人产生困倦感。小米熬成粥，睡前食用，可使妈妈安然入睡。

桑葚

能"聪耳、明目、安魂、镇魄"。常用来改善阴虚阳亢引起的眩晕失眠。取桑葚煎汁，熬成膏，加蜂蜜适量调匀。每次1～2匙，温水冲服。

桂圆

有补心益脑、养血安神的作用。睡前饮用桂圆茶或取桂圆加白糖煎汤饮服，对改善睡眠有益。

莲子

含有的莲心碱、芦丁等成分，有养心安神的作用，可使人快速入睡。睡前可将莲子煮熟加白糖食用。

科学储奶

有的妈妈需要上班，早上起来要先给宝宝喂奶，再挤出一些奶放在冰箱里冷藏，让宝宝白天喝。

上班时可以带一个吸奶器到公司，每隔 3 小时挤 1 次奶，将挤出来的奶放在消过毒的杯中，加上盖子冷藏或冷冻。下班后带回家，放到冰箱里，让宝宝第二天吃。

用冷冻或冷藏母乳喂宝宝时，需要先将母乳复温，复温后的母乳如果宝宝吃不完，剩下的要倒掉。妈妈要有信心，只要掌握合适的方法，上班的同时也可以母乳喂养。

母乳抽吸、保存的过程要保持清洁

冷冻母乳时，不要将容器盛满，乳汁占容器的 3/4 即可，以防冷冻后乳汁膨胀致使容器破裂。在每个容器外面写上挤奶时间和奶量，方便以后喂食宝宝。

母乳储存要点

1 在储存挤出来的母乳时，要用干净的容器，如消毒过的塑料瓶、奶瓶、储奶袋等。

2 给装母乳的容器留点空隙，容器不要装得太满或把盖子盖得太紧，以防冷冻后胀破。需要注意的是，如果母乳需要长期存放，最好不要使用玻璃瓶。

3 最好按照每次给宝宝喂奶的量，将母乳分成若干小份来存放，每一小份母乳的储存容器上贴上标签并记上日期，这样方便家人给宝宝合理喂食，还不会造成浪费。

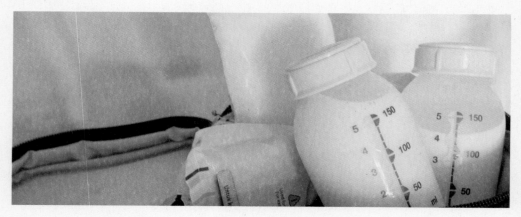

母乳保存时间

保存温度	保存时间
储存于 < 25℃的室温	4 小时
冷藏，储存于 4℃左右的冰箱内（很少开关冰箱门）	48 小时
冷藏，储存于 4℃左右的冰箱内（经常开关冰箱门）	24 小时
冷冻，温度保持在 -18～-15℃	3 个月
低温冷冻（-20℃）	6 个月

正确解冻、加热母乳

解冻

将冷冻的母乳放在冷藏室里，等待母乳慢慢变成液体。

加热

将解冻后的母乳放入温奶器中，将温度设定为 40℃，这样加热不会破坏母乳中的营养成分。

1 如果储存奶出现分层现象，可以轻轻旋转容器，使不同成分混合，但不要剧烈摇动。

2 加热母乳的过程不宜过快，否则会破坏母乳中的营养成分。

3 注意整个母乳复温过程要保持清洁。

4 冷冻过的母乳只能解冻一次，不能反复冷冻，所以储奶量最好是宝宝一次能吃完的量。

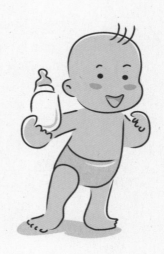

添加辅食的最佳时间

选对辅食添加的时间不仅能让宝宝更容易接受辅食，还能促进其生长发育。世界卫生组织提倡 0~6 个月的宝宝尽量纯母乳喂养，6 个月以上的宝宝开始逐渐添加辅食。实际上在中国，很多地方是 4 个月以后就开始给宝宝添加辅食，鉴于此，本书也给出了适合 4~6 个月宝宝辅食添加的选择。请根据宝宝的具体情况，灵活掌握添加辅食的时机、种类等。

· 宝宝想吃辅食的 5 大信号

每个宝宝的生长发育水平不一样，家长不能要求宝宝跟其他同龄宝宝完全一样，应细心观察自家宝宝的生长规律。如果宝宝发出了以下信号，则说明可以添加辅食了。

一般来说，宝宝在 4 月龄时体重是出生时的 2 倍，而体重增长情况和宝宝消化能力等身体发育指标是密切相关的。体重不达标，说明宝宝的胃肠功能可能也未达标，此时引入辅食容易引起过敏反应。所以，最好在宝宝体重超过 6 千克，消化器官功能发育到一定程度后，再开始添加辅食。

最先添加的辅食一般是流质或半流质的，不能躺着喂，否则容易发生呛咳。所以，只有在宝宝能保持坐位的情况下才能添加辅食（最起码在抱着宝宝时，宝宝可以挺起头和脖子，保持上半身的直立）。宝宝想要食物的时候，会前倾身体，并伸手抓，不想吃的时候身体会向后靠。

随着消化酶的增多，到第 6 个月，宝宝的消化功能逐渐发达，唾液的分泌量也不断增加。这个时期的宝宝会开始对食物感兴趣，看到大人吃东西会专注地看，自己也会张嘴或朝着食物倾身。

| | 放入嘴里的勺子，宝宝不会用舌头推出 | ▶▶ | 宝宝出生后的前几个月，存在一种"挺舌反射"，也就是会将送入嘴里的非流质食物用舌头推出来，以保护自己不被呛到。挺舌反射一般会在宝宝4~6个月大消失，这时用勺子喂食，宝宝会张嘴，不会用舌头推出食物，并能把食物从口腔前部转移到后部，完成吞咽。 |

| | 需奶量变大，喝奶时间间隔变短 | ▶▶ | 如果宝宝一天之内能喝掉800~1000毫升配方奶，或至少要喝8~10次母乳（并且吃空两边乳汁后还要喝），则在一定程度上说明，奶中所含的热量已不能满足宝宝的需要，这时就可以考虑添加辅食了。 |

宝宝每天进食的时间和量

	6个月	7~8个月	9~10个月	11~12个月
餐次	尝试	逐渐增加至每天1餐	4~5次奶，1~2餐辅食	3次奶，2~3餐辅食
谷类	选择强化铁的米粉，用水或奶调配；开始少量（1勺）尝试	米粉逐渐增加到每天1餐	稠粥或面条，每日30~50克	软饭或面食，每日50~75克
蔬菜水果类	先尝试蔬菜泥（瓜类、根茎类、绿叶类）1~2勺	尝试水果泥1~2勺，每日2次	每日添加碎菜25~50克，水果20~30克	每日添加蔬菜50~100克，水果50克
肉类	暂不添加	尝试添加	添加肉泥、肝泥、动物血等动物性食物	添加动物肝脏、动物血、鱼虾、禽肉、畜肉，每日25~50克
蛋类	暂不添加	开始添加蛋黄，每日1/4个	逐渐增加至1个蛋黄	1个鸡蛋

第一口辅食

婴儿米粉是富含铁和碳水化合物的主食，容易消化，且不易致敏，同时能够补充宝宝易缺乏的铁。把婴儿米粉作为宝宝的第一口辅食是比较安全且容易被宝宝接受的。原味的婴儿配方米粉有淡淡的甜味和谷物香气，大多数宝宝会喜欢。

· 如何选购婴儿米粉

应该尽量选择规模较大、产品质量和服务质量较好的企业的产品。还要看外包装上营养成分表中的营养成分是否全面，各种营养素含量的比例是否合理。营养成分表中除了标明热量、蛋白质、脂肪、碳水化合物等基本营养成分外，还会标注铁、钙、维生素 D 等营养成分。6 个月后的宝宝首选强化铁的婴儿米粉。

质量好的婴儿米粉应该是白色、均匀细腻、有米粉的香气。

· 米粉怎么冲调比较好

1 米粉、温水（约 70℃）按 1 ∶ 4 的比例准备好。

2 将米粉加入餐具中，慢慢倒入温水，边倒边用汤匙轻轻搅拌；搅拌时遇到结块，用汤匙将其挤向碗壁压散。

3 用汤匙将搅拌好的米糊舀起倾倒，呈炼乳状流下为佳，不要太稀。

· 怎么喂给宝宝

第一次添加，可以只给宝宝吃 1 勺，调成稀糊状，先放一点儿在宝宝的舌头上，让他适应这种味道。如果宝宝接受良好，以后可以逐渐加量。

注意这是宝宝第一次吃饭，妈妈要面带微笑，用热切的眼神来鼓励他，让宝宝愉快地进餐。

妈妈经验谈

不要用骨头汤或果汁冲米粉

不建议一开始就用骨头汤或果汁冲调，应待宝宝完全接受原味米粉后，再逐步往米粉中加入菜泥、果泥、肉泥、蛋黄泥制成复合口味的辅食，让宝宝更好地接受多种食物。如果一开始就使用骨头汤或者果汁给宝宝冲调米粉，会增加宝宝的肠胃负担，影响后期辅食添加。

补铁辅食

宝宝6个月之后，身体对铁的需求量会大大增加，从之前的0.3毫克/天增加到10毫克/天，仅靠从母乳或配方奶中摄取的铁已经不够了。开始添加辅食后，宝宝的饮食里需要含有足够的铁。

· 宝宝缺铁的症状

1 妈妈可以观察到的：宝宝的皮肤、黏膜逐渐苍白或苍黄，以口唇、口腔黏膜及甲床最为明显。易感疲乏无力，易烦躁哭闹或精神不振，不爱活动，食欲减退等。

2 医生可以检查出来的：所谓缺铁性贫血，就是红细胞数减少，或者血红蛋白量减少。宝宝是否存在贫血状况，需进行抽血化验才能确诊。

· 婴儿补铁的有效方法

补铁的最好方法是通过饮食补给，因为食补是最为天然、安全的方法。

1 强化铁的婴儿米粉
每100克含铁6~10毫克，用母乳、配方奶或水冲调成泥糊状（用小勺舀起不会很快滴落）。

2 动物肝脏
每100克猪肝含铁22.6毫克，而且也较容易被人体吸收。猪肝可加工成肝泥，便于宝宝食用。血红素铁主要存在于动物性食物中，吸收率较高，如肝脏中铁的吸收率达10%~20%。

3 各种瘦肉
虽然瘦肉里含铁量不及动物血和动物肝脏，但铁的利用率很高，而且购买、加工容易，宝宝也喜欢吃，可加工成肉泥或肉松。

4 绿叶蔬菜
虽然植物性食物中铁的吸收率不高，但宝宝每天都要吃。在处理叶菜时，先用开水焯一下，去掉大部分草酸，可以让宝宝吸收更多的铁。

辅食添加的进程

　　随着7~24月龄宝宝消化器官的发育，宝宝的感知觉和认知能力也进一步发展，需要通过接触、感受来逐步体验和适应多样化食物，完成从被动接受喂养到自主进食的过程。所以，宝宝的辅食添加是一个"逐步推进的过程"。

- **宝宝行为能力**
  舌搅拌和牙龈咀嚼；喜欢用手抓取
- **辅食添加计划**
  碎末状，开始添加蛋黄
- **辅食推荐餐单**
  蛋羹、肉（猪瘦肉/鸡肉/鱼肉）泥、蔬菜泥、蔬菜汤

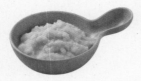

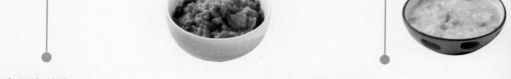

7月龄　　**8**月龄　　**9**月龄

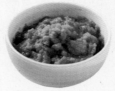

- **宝宝行为能力**
  舌搅拌和牙龈咀嚼；喜欢抓握
- **辅食添加计划**
  富含铁的泥糊
- **推荐餐单**
  含铁婴儿米粉、米糊、豆腐泥、瘦肉泥、鱼泥、蔬菜糊（羹/泥）、水果糊（羹/泥）

- **宝宝行为能力**
  主要用牙龈咀嚼；喜欢用手抓取
- **辅食添加计划**
  小颗粒状，锻炼咀嚼能力
- **推荐餐单**
  粥、烂面条、软蒸糕、蔬菜末、肉末

- **宝宝行为能力**

  细嚼；能捡起较小物体
- **辅食添加计划**

  增加食物种类，引入固体食物，可尝试添加比较软的手抓食物
- **推荐餐单**

  软米饭、软面、小馄饨、蔬菜饼、虾球

- **宝宝行为能力**

  用牙齿咀嚼；手眼协调较好
- **辅食添加计划**

  较硬的块状食物，可尝试添加芒果、菠萝等
- **推荐餐单**

  五谷豆浆、小饭团、鸡腿、小排骨、鱼肉块（无刺）、蔬果沙拉

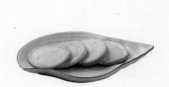
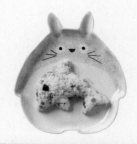

10 月龄 **11** 月龄 **12** 月龄 **13～24** 月龄

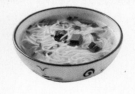
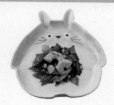

- **宝宝行为能力**

  主要用牙齿咀嚼；锻炼小手精细动作
- **辅食添加计划**

  大颗粒状，锻炼咀嚼能力
- **推荐餐单**

  馄饨、饺子、虾仁、猪肉末、肉丸子、大颗粒蔬菜、大颗粒水果

- **宝宝行为能力**

  13月龄可尝试用小勺自己进食，但大多会撒落；18月龄可以用小勺自己进食，有较多撒落；24月龄能用小勺自己进食，较少撒落。
- **辅食添加计划**

  适当加盐、糖，饮食口味仍要淡
- **推荐餐单**

  米饭、水饺、包子、炖豆腐、清炒蔬菜、清蒸鱼肉

辅食添加的基本原则

· 适时添加

过早给宝宝添加辅食，会导致宝宝腹泻、呕吐，伤及娇嫩的脾胃；过晚添加，会造成宝宝营养不良、喂养困难。所以，根据宝宝的身体情况，适时添加辅食非常重要。不建议早于4个月或晚于8个月。

· 由一种到多种

宝宝刚开始添加辅食时，要先添加一种食物，等宝宝习惯这种食物后，再添加另一种食物。每一种食物需适应3天左右，这样做的好处是，如果宝宝对食物过敏，能及时发现并找出引起过敏的食物。

· 由稀到稠

辅食添加初期给宝宝吃一些容易消化的、水分较多的流质食物，然后慢慢过渡到半固体食物，最后添加柔软的固体食物。

· 由少到多

给宝宝添加一种新的食物，必须先从少量开始喂起。无论米粉、蔬菜泥或水果泥，每次三四口即可，父母需要比平时更仔细地观察宝宝，如果宝宝没有什么不良反应，再逐渐增加进食量。

· 由细到粗

给宝宝添加辅食时，可以先添加一些糊状、泥状辅食，然后添加末状、碎状、丁状、指状辅食，逐渐接近成人食物形态。

· 低糖无盐

1岁之前，宝宝的肾脏功能尚未发育完善，摄入盐和糖会加重宝宝的肾脏负担，所以宝宝辅食要清淡，尽量体现食材天然的味道。

· 心情愉快

给宝宝添加辅食时，应该营造一种安静、舒适的氛围，且有固定的场所和餐具，最好选择宝宝心情愉快的时候添加辅食，这样有利于宝宝接受辅食。如果宝宝身体不适，应该停止添加新食物，等身体好了再添加。

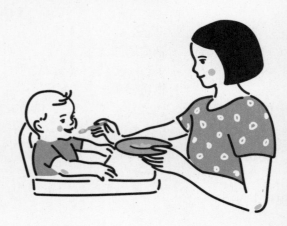

轻松做辅食的技巧

· 辅食制作注意事项

1 易腐烂的蔬菜、水果及肉、蛋、鱼，买回来要及时烹饪或冷藏，不要在室温下搁置太久。

2 使用单独的刀、砧板、盆等，并且要生食、熟食分开使用。

3 食物要彻底煮熟，肉切开要无血丝，蛋黄呈凝固状态，汤持续煮沸至少1分钟。

4 现吃现做，尽可能给宝宝吃当餐制作的食物，吃不了要及时冷藏。如果是夏季，室温下搁置2小时以上就不要再给宝宝食用了，避免滋生细菌导致宝宝腹泻。

5 宝宝吃辅食的餐具一定要及时清洗，建议每天消毒1次，可以采用煮沸消毒法或是蒸汽消毒法。煮沸消毒法是把辅食餐具洗净后放到沸水中煮5～10分钟；蒸汽消毒法是把洗净的餐具放到蒸锅中，蒸10～15分钟。

6 辅食烹饪方法宜采用蒸、煮等烹饪方式，不宜用煎、炸等烹饪方式。

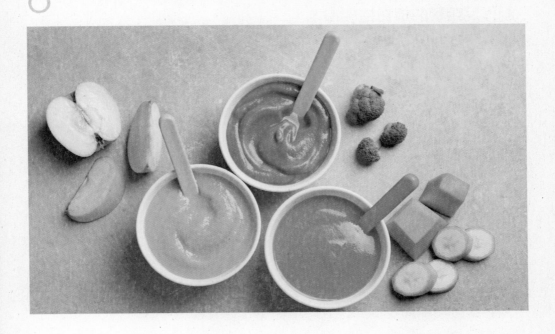

· 制作泥糊状的动物性食物

　　各种泥糊状的动物性食物可以单独吃，也可以和菜泥等一起加入粥或面条中食用。但要注意肝泥不可食用过多，每周 1~2 次即可。

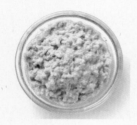

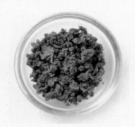

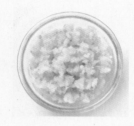

肉泥

选用鸡胸肉、猪瘦肉等，洗净后剁碎或用料理机打成肉糜，再加适量水蒸熟或煮烂成泥状。加热前先用研钵或匙把肉糜研压一下，也可在肉糜中加入蛋黄、淀粉等，使肉泥更嫩滑。

肝泥

将动物肝洗净、剖开，用刀在剖面上刮出肝泥，或将剔除筋膜后的动物肝剁碎成肝泥，再蒸熟或煮熟即可。也可将肝蒸熟或煮熟后碾碎成泥。

鱼虾泥

将鱼洗净，蒸熟或煮熟，然后去皮、去骨、去刺，将留下的鱼肉用勺压成泥状即可。虾仁剁碎或粉碎成泥，蒸熟或煮熟即可。

· 制作泥糊状的植物性食物

　　做菜泥、土豆泥时最好加入适量植物油，或与肉泥混合后喂食。水果泥可直接食用。

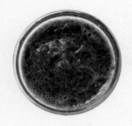

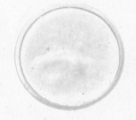

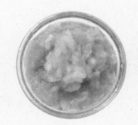

菜泥

选择菠菜、油菜等绿叶蔬菜，择取嫩菜叶。水煮沸后将菜叶放入水中焯熟，捞出剁碎或捣烂成泥。

土豆泥

将土豆洗净去皮，切成小块后煮烂或蒸熟，用勺压或捣成泥。

苹果泥

苹果切开或去皮，直接用勺将果肉刮成泥。

应对宝宝不适有窍门

幼儿急疹

· 如何分辨幼儿急疹

从出生后到现在没发过热的宝宝，突然出现高热（通常在39℃以上），但没有流鼻涕、打喷嚏、咳嗽等感冒症状时，要考虑是否是幼儿急疹。一半以上的宝宝在1岁左右会出现幼儿急疹。幼儿急疹最显著的特点是持续发热（3~5天），然后宝宝的面部、胸部、背部会出现小红疹子，发热消退后疹子就出来了（即热退疹出）。

· 幼儿急疹重在护理

幼儿急疹是病毒感染引起的，一般不会引发严重的并发症，热退疹出之后自己就好了。治疗不需要使用抗生素，只要加强护理，适当给予对症治疗，几天后就会自己好转。当宝宝高热不退，精神差，出现惊厥、频繁呕吐、脱水等表现时，要及时带宝宝到医院就诊，以免造成神经系统、循环系统功能损害。

· 宝宝发热怎么办

发热本身并不是一种疾病，只是疾病的一种症状。

· 体温超过38.5℃，适时采取药物治疗

如果宝宝精神状态好，吃饭、活动都正常，可采用补充水分、降低环境温度、减少衣物、温水擦浴等较为简易实用的物

妈妈经验谈

注意生活细节，宝宝少生病

宝宝生病了或不小心误食了异物，你一定会很紧张，希望他快点好。但别忘了仔细地想一想生病的原因是什么。以后在生活中更加细致地照顾宝宝，及时了解宝宝的身体状况，有利于减少宝宝生病的次数。

理降温方法。当体温达到 38.5℃以上或宝宝自觉不适时，才给予药物治疗。

· 普通发热建议只用 1 种退烧药

大多数情况下，使用 1 种退烧药就能缓解病情，同时多种药混用会增大不良反应的发生风险。退烧药的起效时间因人而异，一般 0.5～2 小时内见效。家长如果发现宝宝服对乙酰氨基酚后哭闹减轻（可能是头痛症状减轻），或服布洛芬后开始出汗，就证明药物起效了，不要急着加药或换药。

· 高烧不退时正确交替使用退烧药

如果正确用药仍然持续高烧不退时，可以考虑 2 种退烧药交替使用。例如，对乙酰氨基酚用了 2 小时后没有退热，但其最小用药间隔是 4 小时，4 小时后可换服另一种退烧药布洛芬。服两种药的最小间隔时间是 4 小时。每天每种药最多服用 4 次。

宝宝发热时，家长要做到心里有数。如果是幼儿急疹，在发热的这几天，不管是物理降温还是吃退烧药，都只是暂时性退热，很快还会烧起来。在发热期间宝宝精神状态虽然不如以往，但看起来并不像得了什么大病。宝宝有想玩玩具的意愿，哄逗时还会露出笑脸。这时他喝奶量虽不如平时，但也不是一点儿喝不进去。有的宝宝会有大便稀或次数增多。

如果符合上述情况，建议爸爸妈妈降低环境温度，为宝宝减少衣物，用温水擦拭宝宝的额头、腋下、腹股沟等处，可以洗温水澡，同时要多给宝宝喝温水，必要时吃退烧药，将体温控制在 38.5℃以下，避免出现高热惊厥。一般体温下降或恢复正常后就开始出疹子了，从面部开始，逐渐遍及全身，皮疹出来病就快好了，2～3 天后皮疹也会逐渐消退。

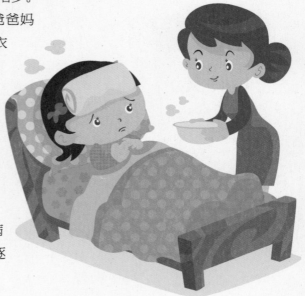

湿疹与热疹

· 湿疹

患病原因	湿疹与过敏有很大的关系，最常发生的是蛋白质过敏，如对牛奶、鸡蛋等过敏，婴儿通过母乳或者辅食吃进了这些食物都会引起过敏。化纤衣物刺激、口水刺激，也可能引起湿疹
发生部位	多从面部开始出疹子，严重时全身都可出现
皮肤表现	皮肤粗糙，有脱屑（家长常说的"爆皮儿"），严重时会有红肿、渗液
皮肤痒感	痒感明显，婴幼儿常用手抓挠
特别说明	在医生指导下使用药物

· 热疹

患病原因	与室温高、婴幼儿穿盖过多、衣物不透气有关
发生部位	婴幼儿颈部、腋窝、肘窝和腘窝等有褶皱、出汗多的部位，更容易出现热疹。捂得过严容易使小儿多汗，可在头部甚至全身出现热疹
皮肤表现	热疹是发自毛囊，是因为汗液不能很好地排出，疹子是边界清晰的小粒状红色皮疹。严重者小粒皮疹内会出现白色脓性液
皮肤痒感	剧痒、疼痛，有时还会有一阵阵热辣的灼痛等
特别说明	婴幼儿在吃奶后容易出汗，所以喂奶后应用柔软的干毛巾把婴儿的脸、前胸上的汗渍、奶液擦干

宝宝湿疹的日常护理

1 症状很轻时，注意保持宝宝皮肤清洁、滋润，每天可在患处涂婴儿专用润肤霜，有助于缓解湿疹。也可用炉甘石洗剂，用时摇匀，取适量涂于患处，每天2~3次，或在洗澡时使用。症状反复或较为严重时，应在医生指导下进行治疗，激素类药膏须遵医嘱使用。

2 渐退的痂皮不可强行剥脱，待其自然痊愈，或者用棉签浸熟香油或婴儿体操训练油涂抹，待香油或体操训练油浸透痂皮，用棉签轻轻擦拭。

3 患儿皮损部位每次在外涂药膏前先用生理盐水清洁，不可用热水或者碱性肥皂液清洗，以减少局部刺激。

4 患湿疹的宝宝怕热，湿热会使湿疹局部充血、发红、痒感加剧。家中温度尽可能保持在24℃。紫外线对皮肤刺激很强，因此不要让日光直射。穿衣要适度，跟大人一样就行，千万别捂着。

宝宝热疹的日常护理

1 吸干汗液，把柔软的干纱布放在宝宝的脖子、腋下、大腿根等皮肤褶皱处，把汗液蘸干，纱布潮湿后及时更换，保持皮肤干爽。

2 可以让宝宝趴着，展开脖子褶皱，帮助皮肤透气。

3 使用痱子水比痱子粉更安全。痱子严重时，可以用炉甘石洗剂涂抹患处。

4 穿衣标准：宝宝颈后温暖，但不出汗。

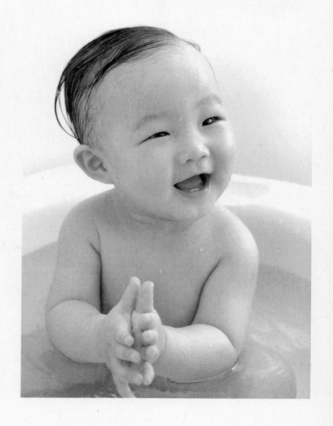

夜啼

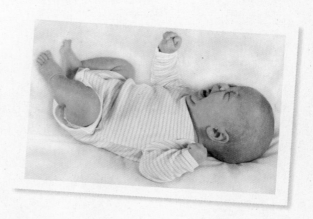

现在的宝宝不会说话，那么，哭就是宝宝向外界表达自己感情的主要方式，宝宝哭的原因有很多种，饿了、尿了、身体不舒服了、受到惊吓了……家长要找到宝宝哭的原因，有针对性地解决问题。很多宝宝白天睡觉睡得好好的，可是到了晚上就哭个不停，搅得一家人都跟着手忙脚乱。

对于夜啼不止的宝宝，很多家长担心宝宝是不是生病造成的，宝宝夜啼表现为白天安静如常，入夜就啼哭，一夜哭两三次的宝宝是很多的。小儿夜啼有生理性和病理性两种。

生理性夜啼

生理性夜啼哭声响亮，宝宝精神状态和面色正常，食欲良好，无发热等。如果是生理性夜啼，那么要想避免宝宝夜啼，就要给宝宝培养一个好的睡眠习惯。

- 让宝宝养成良好的作息规律，白天不要让宝宝睡眠过多，晚上则要避免宝宝临睡前过度兴奋。
- 宝宝的卧室要保持安静，并且温度适宜。

病理性夜啼

病理性夜啼是宝宝因患有某些疾病而身体不适所引起的，表现为突然啼哭，哭声剧烈、尖锐或嘶哑，呈惊恐状，四肢屈曲，两手握拳，哭闹不休。还有的宝宝会有烦躁、精神萎靡、面色苍白、吸吮无力甚至拒绝吃奶的症状。如果是病理性的夜啼，家长就要及时带宝宝到医院进行诊治。

吐奶

　　婴儿的胃就像开口大、容量浅的水池一样，一旦受到刺激，如哭闹、使劲咳嗽等导致腹压增高，就容易把胃内容物挤压出来。

　　所以，大部分婴儿的吐奶是"胃浅"导致的。

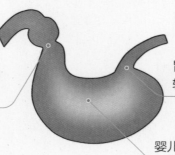

胃连接小肠的部位即幽门则相对紧张

胃连接食管的部位即贲门比较松弛

婴儿时期，宝宝的胃呈水平位

· 吐奶前后状态比较好，就是生理性吐奶

　　宝宝吐奶后，检查一下宝宝的身体，如果不发热也没其他异常情况，吐奶前后也没有痛苦的表情，突然就"呼"地吐了出来。吐过之后，就像什么事也没发生一样，这是生理性吐奶。

　　吐奶的量有多有少，如果吐奶很多，很快就会饿，一般不到3小时婴儿就会因为想吃奶而哭闹，这时当然可以喂奶。

马医生贴心话

避免呕吐物刺激宝宝皮肤

　　为了防止呕吐物刺激宝宝皮肤（呕吐物中往往含有胃酸和胃蛋白酶），可以在宝宝的颈部围一条小毛巾，使呕吐物不会流到颈部，引起颈部皮肤糜烂。还应该备一块小毛巾，叠成三角形，从宝宝一侧耳边搭到另一侧，这样就算宝宝吐奶，也不会弄脏枕头或流进耳朵。

这些情况，宝宝要马上就医

- 呕吐伴有发热、精神不振。
- 呕吐伴有频繁哭闹。
- 每次吃奶后都有喷射状的吐奶。
- 头部外伤后发生呕吐。
- 呕吐时间长，没有小便。
- 宝宝有脱水体征。

如何防止或减少吐奶

婴儿吐奶属正常生理现象，不用特殊处理，不过，为了防止或减少吐奶，父母可以参考如下步骤：

1 将宝宝抱起来喂奶，尽量避免躺着喂奶。

2 喂奶过程中要间断拔出奶头，让宝宝喘口气，稍稍调整一下，然后继续喂。如果是母乳喂养，在母乳多的情况下，妈妈稍压乳房，减缓乳汁流出速度，让宝宝能吸一口咽一口。如果是配方奶喂养，喂奶时一定要将奶汁充满奶嘴，千万不可将奶瓶平放使奶嘴中一半是奶、一半是空气，这样宝宝会吃进很多空气，喂完后在给宝宝排气时很容易发生吐奶。

3 喂完奶以后，应将宝宝抱着竖起，轻拍其后背，让宝宝将咽下的空气排出后再放在床上。注意，宝宝躺下时上半身略微抬高，身体应保持右侧卧位，这样可使胃里的奶汁能顺流而下。

4 最好喂奶前先将尿布或纸尿裤换好，喂奶后不要再翻动宝宝的身体，以免引起吐奶。

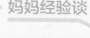

妈妈经验谈

奶瓶喂养，要让奶液充满奶嘴

混合喂养或人工喂养的宝宝用奶瓶吃奶时，要让奶液充满奶嘴，以免宝宝吸入空气；要确保奶嘴孔大小适宜——将奶瓶翻转时，如果有几滴奶液流出，随后停止，则表明奶嘴孔开口大小合适。一个合适的奶嘴能预防宝宝吐奶。

奶嘴按照孔径不同分为小圆孔（S号，适合0~3个月宝宝用）、中圆孔（M号，适合3~6个月宝宝用）、大圆孔（L号，适合6个月以上宝宝用）、Y字孔（适合能自我控制吸奶量，喜欢边喝边玩的宝宝使用）和十字孔（适合吸饮果汁、米粉或其他粗颗粒饮品）5种，不同型号的奶嘴适合不同年龄的宝宝。

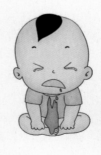

宝宝吐奶：
只会有几勺量的奶顺着宝宝的下巴流出来

宝宝呕吐：
吐出来的液体很多，同时，宝宝也可能被自己的呕吐吓住，很可能哭起来

过敏

一般情况下，当人体的免疫系统对来自外界的物质，比如说水源、空气、食物当中的无害物质，做出了过度的反应，这个时候我们就称之为过敏。所以，过敏的出现，不是免疫功能低下造成的，而是免疫功能异常增强造成的。

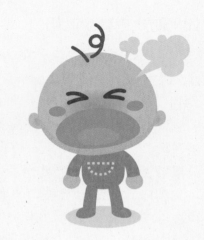

· 宝宝过敏会发出哪些信号

宝宝过敏的表现主要有以下 4 种情况：

1 皮肤会出现红色的斑点、湿疹、荨麻疹，有时还会伴有瘙痒的症状。

2 胃肠道不适，出现恶心呕吐、腹泻、便秘等情况。

3 上呼吸道出现打喷嚏、流鼻涕、鼻塞等症状。

4 下呼吸道表现出咳嗽、胸闷、气短、喘息等情况。

· 避开这些可能引起宝宝过敏的食物

父母要多观察宝宝的身体变化，一旦发现过敏，要立即停止食用引起过敏的食物。

鸡蛋清

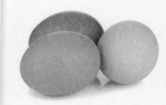

> **过敏症状** 鸡蛋清营养价值较高，但有些宝宝会对蛋清过敏，食用后会出现湿疹等，严重的还会出现皮肤水肿、腹泻等。
>
> **对策** 有过敏家族史的宝宝 1 岁以后再吃鸡蛋清，从少量开始尝试。

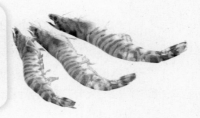

虾 ▶

过敏症状　甲壳类食物引起过敏的危险性较高，所以要格外注意。

对策　先喂虾汤，没异常反应再开始喂少量虾肉。

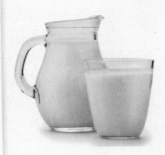

牛奶 ▶

过敏症状　牛奶中所含蛋白质不同于母乳，所以宝宝不容易吸收，且可能导致腹泻、湿疹等过敏症状。

对策　提倡母乳喂养，若无法母乳喂养，有过敏家族史的宝宝最好选择部分水解配方奶。如出现湿疹等较明显的过敏症状，可以喝深度水解配方奶。

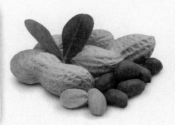

花生 ▶

过敏症状　过敏危险性高且消化困难，可引起呕吐、腹泻、皮肤红肿等。

对策　建议1岁以后吃，并且磨成粉状。初次喂，可以喂半个熟的花生，如无异常反应再逐渐加量。

• 如何预防宝宝过敏?

1 ▶▶ **坚持母乳喂养**

　　2岁以内的宝宝建议母乳喂养。母乳喂养是公认的预防婴幼儿过敏最有效的方法。因为母乳喂养可避免婴儿过早摄入异种蛋白，从而减少过敏原的刺激，有利于建立健康的肠道微生态环境，给宝宝的消化系统和免疫系统充足的时间让其一步一步地发育成熟。所以，世界卫生组织建议，2岁以内的宝宝尽量坚持母乳喂养。

2 ▶▶ **最好选水解蛋白配方奶粉**

新生儿肠壁的通透性较高，大分子的牛奶蛋白容易通过肠道进入宝宝体内，这会增加过敏的风险。当有过敏史的妈妈确定母乳不足时，应选择经过大量临床验证的适度水解蛋白配方奶喂养且至少持续半年以上，能起到预防过敏的作用。

3 ▶▶ **适当补充益生菌，预防过敏**

益生菌主要包括双歧杆菌和乳酸杆菌，能改善肠道微生态环境，调节宝宝免疫功能，提高肠道黏膜的抵抗力，起到预防过敏的作用。婴幼儿可以通过补充一定的益生菌，如进食添加了益生菌或益生元的配方奶来补充益生菌，也能达到预防过敏的目的。

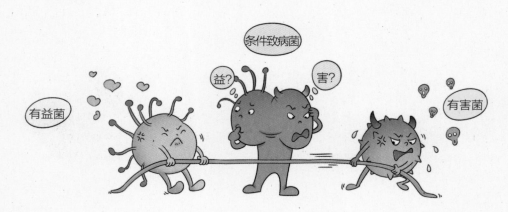

益生菌可以通过调节肠内菌群改善肠道环境

· 出现过敏的宝宝应坚持定期检查

宝宝过敏会导致营养不均衡或饮食障碍，甚至影响宝宝的身体发育。所以，一旦明确宝宝有食物过敏反应，就应定期复查，看宝宝是否仍对某些食物过敏，并监测生长发育指标。如持续 1~2 个月无过敏症状了，可少量进食致敏食物以确认是否还过敏。如果宝宝吃了致敏食物没有出现症状，就可以不用再回避该种食物了；如果宝宝再次出现过敏反应，则需要避免接触该种食物半年。

肠绞痛

什么是肠绞痛

引起婴儿肠绞痛的原因有很多，大部分肠绞痛是由肠痉挛和肠胀气引起的。一般来说，如果3个月以内的健康宝宝，经常在傍晚或夜间出现持续时间较长的哭闹，且排除了器质性病变，就被视为肠绞痛。小宝宝发生肠绞痛的可能性比较大，出生2~4周的宝宝最常见。如果确诊为婴儿肠绞痛，大多是不需要治疗也会慢慢好转的。肠绞痛一般从出生后2周开始出现，60%的宝宝到4个月左右就会好转，80%~90%的宝宝到6个月左右会好转。

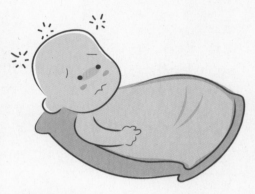

如何分辨肠绞痛

1 ▶▶ 很难安抚

喂奶不是每次都能让宝宝平静下来，虽然安抚起了效果，但是哭闹很快又会重新开始。

2 ▶▶ 伴随蹬腿

在哭闹的同时，还会伴随不停地蹬腿、打挺儿。

3 ▶▶ 持续时间久

宝宝的哭闹持续时间较长，甚至持续1小时以上，尤其在半夜，这种哭闹会让你觉得时间很难熬。

4 ▶▶ 定时定点

宝宝几乎每天在同一时间段哭闹，好像上了闹钟一样。

缓解肠绞痛的 9 个方法

喂奶

最容易让宝宝恢复平静，吸吮乳头让他拥有安全感。但要避免过频的哺喂，以免引起消化不良加重肠绞痛。

使用襁褓

用小被子将宝宝轻轻包裹起来，让宝宝感觉安全，身体上的不适就会慢慢减轻，宝宝也会慢慢安静下来。

"骑自行车" 练习

让宝宝平躺在床上，抬起宝宝的腿，在空中模仿骑自行车的动作，通过让宝宝的大腿一蜷一伸，给肠道做"体操"。

温毛巾热敷

通过热敷肚子促进宝宝肠道蠕动，缓解胀气带来的不适。但注意毛巾温度，不要烫伤宝宝。

换姿势

抱着轻晃宝宝或让宝宝用趴着的姿势玩耍，也能起到一定的镇静效果。趴姿对缓解肠绞痛很有效。

飞机抱

一只手托住宝宝的身体，让宝宝趴在手臂上，头枕在臂弯里；另一只手轻轻拍打宝宝的背部和臀部来安抚宝宝。

使用安抚奶嘴

美国儿科学会建议，给 6 个月内的宝宝使用安抚奶嘴，对缓解肠绞痛有帮助。

轻揉腹部

妈妈在手上涂一层婴儿润肤霜或婴儿油，以顺时针方向轻轻揉宝宝的小肚子，帮助消化和排气。

用西甲硅油

如果以上方法都不见效，建议去医院看医生，一般医生会开西甲硅油来治疗。西甲硅油是一种常见的排气药物。虽然西甲硅油被认为是安全的，但不建议经常使用，除非肠绞痛比较严重。

咳嗽

　　咳嗽是一种常见的呼吸道症状，通常是病毒感染引起的。治疗宝宝的咳嗽，最重要的是找到引起咳嗽的原因，然后对症治疗。

·宝宝出现咳嗽的原因

　　引起宝宝咳嗽的病因主要有以下几种：

常见病因	其他病因
普通感冒、流行性感冒、支气管炎、咽炎、百日咳、哮喘、过敏性鼻窦炎、肺结核等	呼吸道异物，比如吃东西时呛到了；一些有刺激性的气体，宝宝吸入后会引起咳嗽

　　如果宝宝只是偶尔咳嗽，而且无痰，可能是室内环境干燥所致，平常要保证宝宝充足的睡眠和水分，室内保持适宜的湿度，改善干燥环境。

·宝宝咳嗽的分类

1 通过宝宝咳嗽的声音，可以初步判断宝宝可能患有的疾病。比如，如果宝宝咳嗽声音类似犬吠，可能患有急性喉炎。

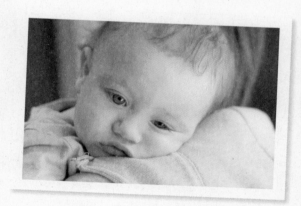

2 宝宝咳嗽如果在夜里较为严重，白天较轻，则可能是由过敏引起的。

3 如果宝宝呼吸带有丝丝的喘鸣音，可能是哮喘。不过，支气管炎、肺炎等疾病也可能有这种症状，需要到医院进一步确诊。

　　需要说明的是，很多家长担心宝宝咳嗽会导致肺炎，其实恰恰相反，是肺炎、感冒引起的咳嗽，咳嗽只是疾病表现出的一种症状。

宝宝咳嗽，排痰比止咳更重要

有的宝宝咳嗽时喉咙里有许多痰液，但由于呼吸系统发育不够完善，不能像成人那样将痰液顺利咳出。如此一来，大量病菌便堆积在呼吸道内，导致感染不容易在短期内得到控制。因此，家长应学会有效地帮助宝宝排痰。

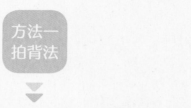

方法一 拍背法	方法二 饮水法
让宝宝侧卧，轻拍其背部	少量多次，给宝宝饮用足够量的水

出现咳嗽后，什么时候需要看医生

6个月以下的宝宝，抵抗力较弱，一旦出现持续性咳嗽，应立即看医生。大一点的宝宝出现咳嗽时，家长可观察一段时间。通常感冒引起的咳嗽，一段时间后其程度会变轻，但如果宝宝出现呼吸频率加快、呼吸困难、呕吐以及发热等，则应立即就医。

 马医生贴心话

不能随意喝止咳糖浆

有些家长不把止咳糖浆当药，宝宝咳嗽厉害了，就喂上一口。其实这么做是非常错误的，不按时按量服用，要么量太少达不到药效，要么服用过量引起不良反应。因此，服用止咳糖浆应按时按量服用。

父母早教有方

大运动能力训练

·1~3个月宝宝训练重点

出生1~2个月，是宝宝生长发育最迅速的时期，也是动作能力提高的最快阶段，这时应做好全方位的训练。

抬头训练

让宝宝自己俯卧在床上，两臂屈肘于胸前，妈妈在宝宝的一侧逗引其抬头。刚开始每次做30秒，慢慢根据训练情况逐渐延长至3分钟左右。这样不仅能锻炼宝宝的颈部肌肉，开阔视野，而且能促进宝宝的智力发育。

转头训练

让宝宝转头，可训练宝宝的颈部活动能力。在训练时，可将宝宝抱起，面向前方，有人在他的背后忽而向左、忽而向右伸头，与宝宝玩捉迷藏的游戏，并变化着摇动响铃，或呼唤宝宝的名字，或与之说话。

总之，要尽量引起宝宝的兴趣，使之主动地左右转头。这个转头训练可每天做4~5次，每次1~3分钟。在训练之初，记得要将手放在宝宝头的两侧加以保护。

竖抱抬头

做这个训练时，爸爸妈妈可一起参与。一个人将宝宝竖直抱起来，另外一个人拿着色彩鲜艳和带响声的玩具，放在宝宝的前上方，逗宝宝玩。这时宝宝的头会向前倾并能抬起来，以观察彩色的玩具。

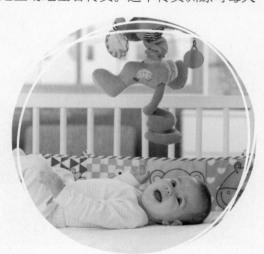

2～3个月的小宝宝虽然大部分时间在仰卧，但已经可以做一些锻炼全身肌肉的运动了。第 3 个月是宝宝动作训练的关键期，如果这时宝宝的动作能力发展得好，就能帮助其快速成长。爸爸妈妈要把握住这一时期，对宝宝进行翻身和主动抓握训练。

锻炼宝宝上下肢肌肉

经常锻炼宝宝的上下肢肌肉，不但能增强宝宝的体质与运动能力，还可以训练宝宝的听觉和视觉。妈妈可以用带长柄的玩具触碰宝宝手掌，他能抓握并举起来，使玩具留在手中半分钟。此外，在宝宝仰卧时，鼓励宝宝用十指抓握自己的身体、头发和衣服。这些都能锻炼宝宝的上下肢肌肉。

主动抓握训练

爸爸妈妈们可以每天花点时间带宝宝做下面的活动，帮宝宝"发现"自己的小手。

1 可以把一只带黑白条纹的袜子套在宝宝手上，抓着他的手臂使手在他眼前晃动，并反复对宝宝说"手"。

2 用不同质地的物品触碰宝宝的手掌和指尖，或者给宝宝的手掌、手背及每根手指进行按摩，尤其是指尖，帮助宝宝发展小手的触觉。

3 让宝宝触摸各种质地、温度、材料的玩具或物品，比如积木、毛绒玩具、皮球、各种布料等，让宝宝多多尝试。

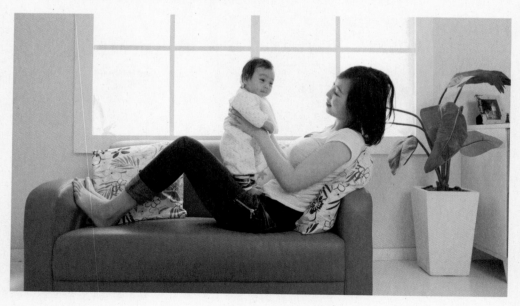

3~6 个月宝宝训练重点

这个阶段的宝宝，可以从仰卧变到侧卧，可以在俯卧位时用两手支持抬起胸部，而且宝宝做动作的姿势比以前熟练很多，还能够做对称性动作。当你把宝宝抱在怀里时，宝宝的头能稳稳地直立起来了。

拉坐练习

当宝宝仰卧时，妈妈可握住他的手臂，将他缓慢拉起，注意要让宝宝自己用力，妈妈仅用很小的力气，并且逐渐减小力气，或让宝宝握住妈妈的大拇指，其他四指握住宝宝的手腕将他拉坐起来。通过这个训练，宝宝的头部能慢慢伸直，躯干上方也可挺直，能锻炼颈部和背部的肌肉，提高宝宝的臂力，为以后宝宝用手支撑身体做准备。

翻身练习

宝宝仰卧时，头和胸部已经能够抬起，有的宝宝双腿甚至已经能离开床面了。此时，宝宝的身体可以以腹部为支点，在床上翻身打滚了。

宝宝仰卧时，能抬起两腿并伸直，看自己的脚，还能从仰卧位翻滚到俯卧位，并把双手从胸下抽出来。

宝宝已经基本上学会翻身了，翻不过去时妈妈可以带他进行滚动的练习。在帮助宝宝翻身的过程中，动作不要太大，也不要太用力，以免弄伤宝宝的胳膊。

靠坐训练

让宝宝靠着枕头、小被子、垫子等软的东西半坐起来。其实，宝宝是很喜欢靠坐的，因为靠坐比躺着看得远，双手还可以同时摆弄玩具。宝宝靠坐时，妈妈应在旁边照料，不宜离开。宝宝会因为用腿蹬踢，导致身体下滑而躺下，或者重心向左右偏移，身体倒向一侧。

当宝宝长到 6 个月时，可以试着站立了，腿部已经能支撑住身体的大部分重量。这时，可以让宝宝练习跳跃，以锻炼宝宝下肢的肌肉力量，为以后爬行、站立、行走做准备。从现在开始，

> **妈妈经验谈**
>
> **练习蛤蟆坐**
>
> ①让宝宝靠在枕头上坐起来，前面放几个宝宝喜欢的玩具。
>
> ②当宝宝伸手去拿玩具时，由于宝宝头部太重会导致身体倾斜。这时宝宝会用双手支撑上身，使身体与床成 45° 角，如同蛤蟆一样坐着。
>
> ③5~10 分钟后，妈妈要及时把宝宝调整为仰卧位，以便能让宝宝得到休息。

对宝宝进行直立跳跃能力的训练吧。

锻炼宝宝的平衡感

平衡感对宝宝的好处：平衡感对宝宝来说是很重要的，不仅能帮助宝宝的身体姿势保持平衡，形成空间方位感，还能锻炼宝宝眼球的追视能力、专注力、阅读力、乐感、触觉和语言能力等。

做飞翔游戏来锻炼平衡感：宝宝到了6个月，就可以让他体验"高空"的感觉了。6个月的宝宝可被举得高高的，也可反复举起来。这时，爸爸可用两手并拢平举，让宝宝俯卧在自己的两只手臂上，让宝宝两手分开做小飞机状。爸爸边唱歌边左右摇晃和走动。

除此之外，还可以把宝宝抱到爸爸的小腿上，宝宝的头朝向爸爸的头，然后爸爸躺在地板上，抓住宝宝的小手，爸爸上下移动双腿，注意抓牢宝宝，还可原地打转，边游戏边唱儿歌。

训练宝宝直立跳跃

直立跳跃训练的好处：让宝宝做直立跳跃，不但可以训练他直立行走的能力，而且能够锻炼宝宝的前庭系统，使他能在站立等姿势下维持身体平衡。

直立跳跃训练方法：刚开始让宝宝练习直立跳跃时，爸爸或妈妈要呈坐位，并将两手放在宝宝的腋下，让宝宝站直。刚开始，宝宝站立的时间可能不长。这时，爸爸或妈妈可用双手轻轻向上提起宝宝，使宝宝站在自己的腿上，同时要用亲切、有节奏的语言伴随宝宝做动作，可念儿歌"宝宝宝宝真是乖，快把小腿蹬起来"。这样能激发宝宝蹬腿的兴趣，也可以伴随一些节奏欢快的音乐来做。

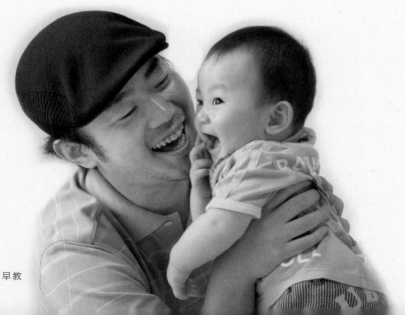

· 6～9 个月宝宝训练重点

7 个月后的宝宝能在床上独坐 10 分钟且无需用手支撑身体。这时宝宝已基本学会爬了，平衡能力越来越强，逐渐还可以从趴着转变成坐姿了。七八个月是宝宝学习爬行的关键期，会爬的宝宝不但健康而且聪明，因此，爸爸妈妈要帮助宝宝学会爬行。

宝宝爬行的训练方法

1 帮助宝宝协调四肢。在教宝宝学习爬行时，妈妈可以拉着宝宝的双手，爸爸推起宝宝的双脚，拉左手的时候推右脚，拉右手的时候推左脚，让宝宝的四肢协调起来。这样教一段时间，等四肢协调后，宝宝就可以用手和膝盖协调爬行了。

2 让爬行中的宝宝腹部着地。在练习爬行的过程中，让宝宝的腹部着地，能训练宝宝的触觉。触觉不好的宝宝容易怕生、黏人。一旦宝宝能将腹部离开床面靠手和膝盖来爬行时，就可以在他前方放一只滚动的皮球，让他朝着皮球慢慢地爬去。

3 爬行困难的宝宝从学趴开始。有的宝宝爬行起来比较困难，可以让他从学趴开始，在爸爸妈妈的帮助下学习爬行。其实，刚开始学爬的宝宝都有匍匐前进或倒着爬的现象，这是一个学习的过程，爸爸妈妈要有一定的耐心，多费点功夫来教导。

4 给宝宝爬行创造条件。在锻炼宝宝学习爬行时，要开辟出一块场地，可以在带护栏的硬板床上，也可以在地毯上。移去周围可能阻挡宝宝前行的东西，放任宝宝在上面自由地摸爬滚打。

对于刚学习爬行的宝宝来说，爬行是一项比较费劲的运动，所以要注意每次训练的时间不要太长，根据宝宝的兴趣，让宝宝每天练习5～10分钟就行了。

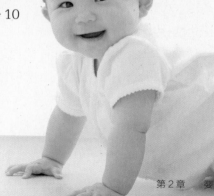

马医生贴心话

爬行锻炼的益处

对宝宝来说，爬行是一项非常有益的运动，既能锻炼宝宝全身肌肉的力量和协调能力，又能提高小脑的平衡能力，这对宝宝日后学习语言和进行阅读都十分有益。

五六个月大时，宝宝就开始为爬行做准备了，他会趴在床上，以腹部为中心，左右挪动身体打转，渐渐地学会匍匐爬行，但腹部仍紧贴着床面，四肢不规则地划动，往往不是向前爬，而是向后退。到了七八个月，宝宝就会爬了。在宝宝真正学会爬行时，宝宝用手和膝盖向前爬行，头颈部抬起，胸腹部离开床面。

9~12 个月宝宝训练重点

快 1 岁的宝宝逐渐能站起、坐下，还能绕着家具走。在站立时，宝宝能够弯下腰去捡东西，也会试着爬到矮一些的家具上去。尽管这时宝宝走路还不是太稳，但对走路的兴趣很浓。这个时期，爸爸妈妈一定要加强对宝宝走路的训练。

引导宝宝站立、坐下

宝宝在最初扶物站立时，可能还不会坐下，这时爸爸妈妈要教他学会如何低头弯腰再坐下。妈妈可以将玩具放在离宝宝近一些的地面上，让宝宝弯腰去抓，即使宝宝一手抓着家具蹲下，另一只手伸出去抓玩具，也是一种进步，这时要多鼓励宝宝。

沿着彩条走

爸爸妈妈可以在地上放一根颜色鲜艳的彩条，摆成直线和曲线，在彩条的前方摆着宝宝喜欢的玩具，这时爸爸或妈妈牵着宝宝的一只手，慢慢地沿着彩条直线、曲线行走，直到让宝宝拿到自己喜欢的玩具。在爸爸妈妈的帮助下，逐渐让宝宝能沿着彩条独立行走。

让宝宝自己捡画片

爸爸妈妈可先训练宝宝蹲下和站起来。爸爸或妈妈可把画片放在地上，然后说："宝宝，把画片拿到妈妈这里来。"当宝宝捡起画片拿给妈妈时，妈妈应当一边说"谢谢"，一边教宝宝点头表示谢意。

精细动作能力训练

· 1~3 个月宝宝训练重点

这个阶段的宝宝小手已经开始松开了，不再一直紧握拳头，有时会两手张开，摆出想要拿东西的样子。虽然这是一个无意识的动作，但宝宝有时看到玩具会乐得手舞足蹈，全身乱动。刚开始抓握东西时，眼睛并不看着手，看东西时也不会去拿，眼和手的动作是不协调的。

训练手部触摸和抓握能力

爸爸妈妈一定要把握好这个时机，选择一些不同质地、适合宝宝抓握的玩具，如拨浪鼓、海绵条、纸卷、瓶盖或积木等，多对宝宝进行手部动作的训练，以开发宝宝的智力。

先用玩具去触碰宝宝的小手，让他感受不同的物体。等宝宝的双手完全展开后，将玩具柄放到宝宝手中，并使之握紧后再慢慢抽出。妈妈也可将食指或带柄的玩具塞入宝宝的手中使其握住，并保留片刻。

手眼协调练习

握着宝宝的手，帮助其去触碰、抓握面前悬挂的玩具。当宝宝抓到玩具时，妈妈要鼓励一下宝宝，这样能锻炼他的抓握能力和观察力，对宝宝的手眼协调、视觉知觉形成也大有裨益。

拨浪鼓能发出富于变化的响声，吸引宝宝的注意力。妈妈要时常检查拨浪鼓两旁的弹丸是否牢固，防止其因不牢固而掉下，出现被宝宝吞食的情况。

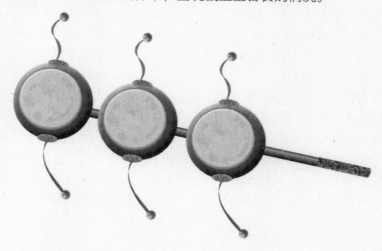

在 3 个月左右的时候，宝宝本能的握持反射就会消失，开始出现无意识的抓握，这就标志着手部动作真正开始发展了。这段时间是手部运动发育的最佳时期，要抓住时机锻炼宝宝。

宝宝手部的动作是从小拇指侧边向大拇指侧边发展的。在开始抓握时，通常会用小拇指侧边握东西，然后逐渐向大拇指侧边发展，最后发展到用所有手指握东西。

手部能力训练

宝宝如果能自己用拇指、食指端拿东西，就表明他的手部动作发育很不错。训练宝宝双手的活动能力，主要从触摸、抓握开始。

妈妈可以经常将带柄的玩具或是自己的食指塞在宝宝的手掌中，让宝宝抓握、触摸，以此来训练宝宝小手的运动能力。

· 3~6 个月宝宝训练重点

这时，宝宝的手经常呈张开状，可握住放在手中的长棒达数分钟，还会通过扒、碰来接触桌子上的物品，并将抓到的东西放入口中舔。但此时手和眼睛的协调性还不强，常抓不到物体，即使抓到也是胡乱地抓一下。需经过多次反复的触摸、抓握，当视觉、触觉与手部的运动之间发生了联系后，手和眼才逐步开始协调。

手臂活动训练

训练一：妈妈将玩具拿到宝宝胸部上方，宝宝看到玩具后，双臂会活动起来，但手不一定会靠近玩具，或仅有微微的抖动；如将玩具放在桌面上，宝宝看到后，会主动挥举双臂，此时要鼓励宝宝去抓握玩具。

训练二：妈妈抱着宝宝靠在身前，爸爸在距离宝宝 1 米处用玩具逗引。先让宝宝慢慢接近玩具，逐渐缩短距离，最后让宝宝一伸手就能触碰到玩具。如果宝宝没有主动伸手接近玩具，可引导他用手去抓握、触摸和摆弄玩具。

锻炼手部抓握能力

这个时期的宝宝，很喜欢在自己胸前玩弄和观看双手，对自己的双手产生了浓厚的兴趣，喜欢将两手握在一起，抓到东西喜欢放在嘴里，喜欢抓东西，抓起来后又喜欢放下或扔掉，喜欢将东西抓在手中敲打。

训练宝宝的抓握能力时，可以在宝宝的周围放一些玩具或在小床上方悬挂一些如拨浪鼓、响铃、圆环等玩具，让宝宝看到并伸手就可以抓到，这样能使宝宝的手部抓握能力及手眼协调性得到锻炼。

· 6~9 个月宝宝训练重点

7 个月的宝宝，已能用手掌拿东西，会用手指的前半部分和拇指去捡起较小的东西。特别是食指的能力有了很好的发展，会把食指伸进瓶口，掏出里面的东西；会把手伸进盒子里拿起里面的玩具等。

夹小球或线，协调手的抓握和抓放

宝宝已能用拇指、食指夹小球或线头，能主动地放下或扔掉手中的物体，而不是被动地松手；手眼协调能力也有很大变化，能够伸手拿到喜欢的东西，能将小物体放进大盒子里再倒出来；基本完成了本能的抓握—有意识地满把抓握—拇食指及拇食中指的协调抓握—抓放可逆—双手协调的发展过程。

这一阶段，可训练宝宝有意识地将手中玩具或其他物品放在指定地点，使手、眼、脑进一步协调；训练宝宝将小的物品放入大的容器中，如把积木放入盒子里；让宝宝用两只手推动地上的圆柱体滚筒（可用饮料瓶代替）到指定地点，建立起圆柱体物体能滚动的概念。

捡东西，锻炼手眼协调能力

宝宝的手眼协调能力在不断完善，加上手部灵活度的增强，宝宝在这个月里已经能够随心所欲地抓起摆在他面前的小东西了。

爸爸妈妈应该给宝宝提供机会，让宝宝做一些探索性的活动，而不应该阻止或限制他。可以训练宝宝用拇指、食指捏取小东西，敲击手里的玩具等。

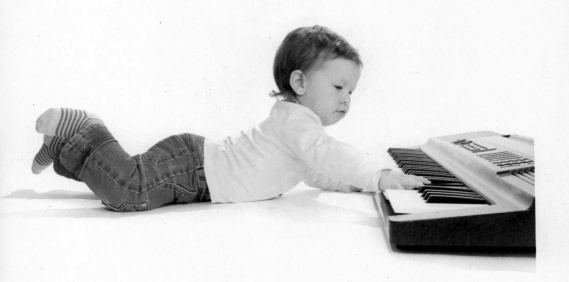

·9~12 个月宝宝训练重点

9 个月后的宝宝，五指已能分工、配合，会抱娃娃、拍娃娃，模仿能力也明显加强。双手会灵活地敲积木，会把一块积木搭在另一块积木上，会用瓶盖去盖瓶子。

为宝宝提供他感兴趣的东西

让宝宝的手指做一些比较精细的活动，如摆弄智力玩具、拨动算盘、做手指操等。为宝宝选择玩具时，要选择能够培养宝宝动手能力的玩具，比如积木、橡皮泥或能拆能拼的玩具，那些高级自动化玩具反而不够好，不利于动手能力的培养。

开始培养自主动手能力

在宝宝能够有意识地将物品放下后，训练宝宝将手中的物品投入到小的容器中。在桌上给宝宝摆上多种玩具，如小丸、积木、小勺、小碗、水瓶等，让宝宝用积木搭高，用水瓶喝水，用拇指、食指捏起小丸，将小勺放在小碗里"准备吃饭"等，通过多种训练让宝宝的手更灵活。给宝宝提供大开本彩图读物，将书摊开放在宝宝的双腿上，让宝宝自己翻动。虽然宝宝不能准确地一页一页翻动，但已经有翻动意识。

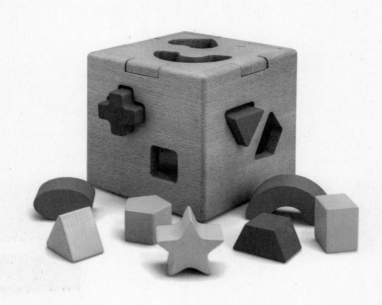

语言能力训练

·1~3 个月宝宝训练重点

1~3 个月的宝宝偶尔会发出"a""o""e"等字母音，有时还会发出咕咕声，在与妈妈对视时，会呈现丰富的表情，有时又会用发音来回应。

多引导宝宝发音

平时，与宝宝接触时要多交谈。如在给宝宝换尿布时，先让宝宝光着屁股玩一会儿，宝宝会心情放松，他会欢快地把腿抬起、放下。此时妈妈就可以说"宝贝，蹦蹦、跳跳吧""妈妈给你换干净的尿布"。这样每当宝宝光着屁股时，就会兴奋地笑，并不断地伸腿、蹬脚。

面向宝宝说话

在跟宝宝说话时，最好面向宝宝，这样宝宝就会盯着你的嘴。当宝宝开口发出同样的声音时，就会非常快乐。

宝宝在刚开始发音时，通常是无意识的，很容易忘记，家长要耐心地去巩固宝宝无意识说出的话，这样才会让宝宝循序渐进地记住。

妈妈抱着宝宝，让宝宝感到很放松，以此营造愉快的氛围，再来引导宝宝发音，宝宝会更容易接受。

·3~6 个月宝宝训练重点

3~6 个月的宝宝在语言能力上有了一定的发展，妈妈逗引他时，他会非常高兴，并露出甜甜的微笑，嘴里还会不断发出"咿咿呀呀"的声音，好像在跟妈妈对话。有时，宝宝会以低音调的声音改变口腔气流，发出哼哼声和咆哮声。因此，爸爸妈妈一定要抓住宝宝的这一特点，开发宝宝潜在的语言能力。

结合身边物品跟宝宝说话

爸爸妈妈要多跟宝宝说话，最好是面对宝宝，结合身边的物品，一个字一个字地发出音节，如告诉宝宝"这是苹果""这是小猫咪"等。爸爸妈妈说话的时候要让宝宝看清自己的口形，他才能很好地模仿。

如果经常这样做，宝宝有一天突然能说出一长串话就是很自然的事情了。

当宝宝发音时，即使是"咿咿呀呀"的声音，爸爸妈妈也要及时应答，这样会让宝宝愉快、兴奋，愿意再次发出声音。

鼓励宝宝发辅音

这时的宝宝会用口唇发出辅音，有时会自言自语地说"啊不"或"啊咕"。这时，爸爸妈妈也可同时呼应着宝宝说"啊不"，让宝宝多说点话。

爸爸可以大声、标准地发出"爸"的音，并用食指指着相片，跟宝宝说"这就是爸爸"，最好尽量将照片和人物联系起来。在宝宝伸手去拍打玩具时，妈妈可以说"打打"或"拍拍"。

一般来说，宝宝知道大人喜欢听他发音时，他就会使劲儿大声地喊叫，并有意识地把声音拉长或重复。此时，爸爸妈妈要经常鼓励宝宝发音。

5~6 个月时，宝宝的语言能力明显变得活跃起来，发音明显增多，除了发出声母和韵母外，还会说重复的连续音节，如"ma-ma-ma""ba-ba-ba""da-da-da"等。

宝宝现在会发的音虽然没有实质的意义，但这些音却为以后正式说出词和理解词做了准备。这时宝宝对自己发出的声音很感兴趣，常常会不厌其烦地反复出声。在大人的引逗下，宝宝甚至会发出尖叫声。

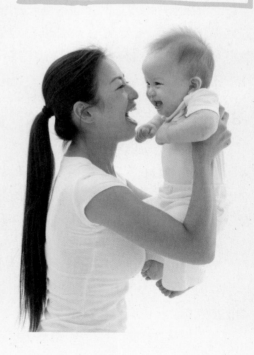

感受儿歌的节奏，增加对语意的理解

此时的宝宝对韵律节奏有着天然的感悟力，但语言能力相对弱一些。对宝宝来说，儿歌是比较容易接受的语言形式，能锻炼宝宝的语言能力。所以，妈妈要多给宝宝念儿歌。

小兔小兔跳跳，

小鱼小鱼游游，

小鸭小鸭摇摇，

小猫小猫喵喵。

给宝宝读故事，感受声音

爸爸妈妈可以有意识地给宝宝读一些故事。当然，宝宝现在还不能理解故事的内容，但是宝宝能感受到爸爸妈妈的声音和语调，这样能够激起宝宝的发音兴趣，并培养宝宝对文字的敏感度。

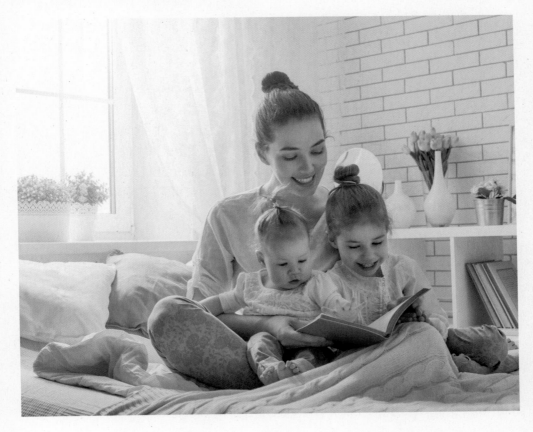

· 6~9 个月宝宝训练重点

宝宝 7 个月后能发出"大大、妈妈"等双唇音，能发出咳嗽声或咂舌声，并且能对熟人以不同的方式发音，对熟人发出声音的力量和兴奋程度与陌生人相比有明显的区别。

能听懂妈妈的简单语言，能把语言和事物联系起来。妈妈可以教宝宝认识更多的事物。妈妈想让宝宝认识一样东西，可以先让他摸摸看看，吃的东西可先让宝宝尝尝，先让他理解，然后反复告诉他这件东西的名称。

多跟宝宝交流

这个时期的宝宝，经常会主动与人搭话，爸爸妈妈和亲朋好友要尽量创造条件和宝宝交流对话，为宝宝创造良好的语言发展环境。随着语言能力的发展，宝宝的交往能力也会提高。

多跟宝宝玩发音游戏

爸爸妈妈可以跟宝宝面对面，用愉快的语气和表情发出"啊－啊""呜－呜""咯－咯""妈－妈""爸－爸"等重复音节，吸引宝宝注意你的口形，每发一次重复音节应停顿一下，给宝宝模仿的机会。这不仅能增强宝宝的初步记忆能力，还能发展宝宝的口语表达能力。

> **妈妈经验谈**
>
> **增强宝宝语言记忆力**
>
> ①妈妈坐在地板上，将宝宝放在屈起的膝盖上。
>
> ②告诉宝宝："我们开始唱歌啦！小宝宝，坐在墙头，笑呀笑呀笑笑笑。小宝宝，掉下墙头，哭啊哭啊哭哭哭。"
>
> ③随着儿歌的节奏抬起脚尖，让宝宝有一种被弹起的感觉，当唱到"小宝宝，掉下墙头"时，伸直腿让他也"掉下来"。让宝宝感觉到"掉"，加深其记忆。

看图说故事

可以用重复的字和鲜艳的图片开发宝宝的语言理解能力，并培养宝宝对图书的兴趣。

妈妈可选一些构图简单、色彩鲜艳、故事情节单一的图画书，给宝宝念，在他看不同的图画时，妈妈要念出物品的名称，如"这是西瓜""这是香蕉"等。如果宝宝指着书上的某一幅画，一定要告诉他图画上物品的名称。

· 9~12 个月宝宝训练重点

9~12 个月宝宝的语言能力可能会突飞猛进，能有意识地发出单字的音，可以含含糊糊地讲话了，并能有意识地表示特定的意思或动作。

教宝宝讲文明语言

这个时期，宝宝的模仿能力很强，听见骂人的话也会模仿，由于这时宝宝的头脑中还没有是非观念，他并不知道这样做是否正确。

因此，当宝宝说脏话时，爸爸妈妈就要让宝宝知道这些话是不能说的，千万不能因为宝宝说出的话有趣而纵容，这样宝宝会把骂人的话当作好玩的事来做，从而养成坏习惯。

让宝宝学着回答问题

在培养宝宝语言能力时，要让宝宝学着回答问题。当爸爸妈妈叫宝宝的名字时，宝宝会转过头去看看是谁在叫自己，这时爸爸妈妈要帮助宝宝回答"哎"。当宝宝看到大人互相呼唤并回答"哎"时，宝宝也会学着用"哎"来回答。

鼓励宝宝多说话

爸爸妈妈要尽可能向宝宝说简短的话，并要结合宝宝认识的亲人、身体部分、食物、玩具以及配合日常生活中的动作教给宝宝。

当宝宝指着他想要的东西并伸手时，就要鼓励宝宝发出声音来，教他把打手势与发音结合起来，到最后能用词汇代替手势时才把东西递给宝宝。经过多次练习，宝宝掌握的词汇会越来越多，语言能力就会越来越强。

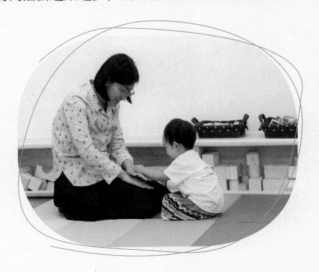

感知觉能力训练

· 1~3 个月宝宝训练重点

这个阶段的宝宝能注视眼前物体的运动，并开始暂时跟踪；喜欢看人脸形，并表现出对人脸的兴趣；对别人的微笑和谈话会有所反应。能区分来自不同方向的声音，并会主动寻找声源。这时，宝宝已经能分辨出不同人的声音，对亲近的人和陌生人的声音会做出不同的反应，特别是听到妈妈的声音会格外高兴。

这时的宝宝对红色非常敏感，其次就是黄色，一看到这两种颜色的物品就会很快做出反应。这时的宝宝已经认识奶瓶了，一看到妈妈拿着它就知道给自己喂奶或喝水，于是就会非常安静地等待。

宝宝视觉能力训练

可以让宝宝平躺在床上，妈妈的食指上套一个昆虫手偶，站在宝宝的床边晃动食指，放在宝宝眼前以引起他的注意。一边摇动手指，一边唱儿歌。当吸引到宝宝的注意时，观察宝宝视线是否跟着移动，再换另一侧进行练习。

刚开始，宝宝的视线虽能跟随妈妈的手指，但持续的时间会很短，若坚持每天练习，宝宝就会不断进步。

宝宝认知能力训练

宝宝睡醒后，妈妈要经常用手轻轻抚摸宝宝的脸、双手及全身皮肤，或用宝宝的手触摸面前的物体，让宝宝尽可能多地感受这个世界。

用波浪鼓逗引宝宝，仰卧时，把拨浪鼓放在宝宝手中，宝宝会看拨浪鼓，而不看其他地方，还能举起拨浪鼓看。把较大或醒目的物体放在宝宝视野内，可以引起宝宝持久的关注。

> **妈妈经验谈**
>
> ### 带宝宝认识花
>
> 常常带着宝宝外出赏花，可以加深宝宝对颜色、形状的认识，锻炼宝宝的触觉，提高宝宝的观察能力，促进宝宝的视觉发育。如指着牡丹花告诉宝宝："这是牡丹花，红红的，圆圆的。"并拉着宝宝的小手摸一摸牡丹的花瓣。在金黄的菊花面前，告诉宝宝："这是菊花，金黄色的，像星星一样。"并拉着宝宝摸摸小菊花细而柔的花瓣，问宝宝："菊花摸着舒服吗？"还可以让宝宝闻闻花儿的香味。

·3~6个月宝宝训练重点

4个月后的宝宝视觉有了一定发展，对颜色开始产生分辨能力了，对红色最为敏感，其次是黄色。宝宝也具备一定的辨别方向的能力，听到声音后，头能顺着响声转动。当宝宝的耳朵捕捉到妈妈的声音时，宝宝会停止哭泣或哭得稍微小点声儿。平时，爸爸妈妈要多让宝宝学抓或摸各式各样的物品，来培养宝宝的感触能力。

鼓励宝宝注意声音

宝宝最喜欢听的是人的声音，尤其是妈妈的声音。此时的宝宝能倾听音乐，并且对喜欢的音乐表现出愉快的情绪，而对讨厌的声音会表现出不快。爸爸妈妈要想尽办法吸引宝宝去寻找前后左右不同方位的东西，以及不同距离的发声源，来促进宝宝方位知觉能力的发展。还可以让宝宝从周围环境中直接接触各种声音，通过这种听觉训练，来促进宝宝的听力发展。

视觉培养

爸爸妈妈尽量让宝宝多看各种颜色的图画、玩具及物品，并告诉宝宝物体的名称和颜色，这对宝宝颜色的认知非常有帮助。还可以用会发出声音的玩具来吸引宝宝转头。每天训练2~3次，每次3~5分钟，这样能扩展宝宝的视野。

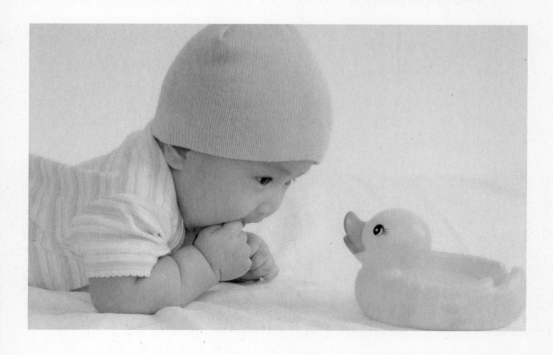

教宝宝认识日常用品

5个月的宝宝早上睡醒后能很快清醒过来，并且醒来就要立即起床。爸爸妈妈这时可以见到什么就跟宝宝说什么。

在这个阶段要有计划地教宝宝认识他熟悉的日常事物。事实上，宝宝最先学会的是在眼前变化的东西，尤其是能发光的、音调高的东西，如灯、收音机、会发光或发出声音的电动玩具、宠物等。

学习、认识事物的时间

通常，宝宝认识第一种东西要用15~20天，认识第二种东西要用12~18天，认识第三种东西用10~16天。但是，也有1~2天就能认识一件东西的。这主要取决于宝宝对东西感兴趣的程度。

一次认识一种东西

教宝宝认识东西，要一件一件地学，不要同时让他认好几种东西，以免延长学习的时间。只要方法得当，宝宝5个半月大就能认识灯，6个月大就能认识其他2~3种物品。7~8个月时，如果你问："鼻子呢？"他就会笑眯眯地指着自己的小鼻子了。

带宝宝欣赏大自然

宝宝身体移动能力的发展，能扩大宝宝的探索范围，提供认识周围世界的机会，也满足了宝宝的好奇心。这时候，爸爸妈妈要带着宝宝去感受青草的碧绿，观看五彩缤纷的花儿，倾听昆虫的鸣叫，让宝宝更深刻地感知周围的世界。

> **妈妈经验谈**
>
> #### 让宝宝记住自己的名字
>
> 6个月的宝宝能够知道自己的名字。如果叫他没有反应，爸爸妈妈就应该告诉他："小满（宝宝的小名）是你的名字，这是在叫你啊！"然后再叫宝宝的名字，如果他有反应就鼓励他，抱抱他或亲亲他，这样反复几次，宝宝就能听懂他的名字了。

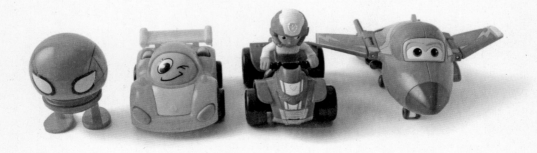

· 6~9 个月宝宝训练重点

7~9 个月的宝宝，视力发育得越来越好，听觉也会越来越灵敏，这时爸爸妈妈务必要给宝宝做好视听觉能力的训练。

扩大视野

宝宝坐、爬动作的发展，大大开阔了他的视野，宝宝能灵活地转动上半身，上下左右地环视，注视环境中一切感兴趣的事物。

听音乐

爸爸妈妈可以给宝宝播放一些儿童歌曲，来提高宝宝对音乐的理解能力。通过听觉训练，培养宝宝的注意力和想象力。

妈妈也可用打电话的方式调动宝宝对语言的兴趣，帮助宝宝了解一种与人交流的新形式，提升其人际交往的能力。

· 9~12 个月宝宝训练重点

9~12 个月宝宝的认知能力逐步增强，开始有物体存在的概念。宝宝开始认识自己的身体部位，能非常清晰地记住自己的五官。这说明宝宝的认知能力已经上了新台阶，要多注意培养。

挠挠小手小脚

妈妈用手摇摆宝宝的小手、小脚，并用手挠挠宝宝的手心和脚心，来引导宝宝去注意自己的手和脚。教宝宝认识自己的手和脚，能使宝宝注意自己的身体，发展自我意识。

教宝宝学习吃东西

帮宝宝准备一些香蕉块、饼干、碗、盘子、杯子和勺子，再将饼干放到盘子中，鼓励宝宝自己用手拿饼干吃；香蕉块放碗里面，让宝宝拿着勺子舀起来吃。此外，还可以让宝宝拿着杯子喝水，先由妈妈扶着杯子喂，再让宝宝自己拿着杯子喝。

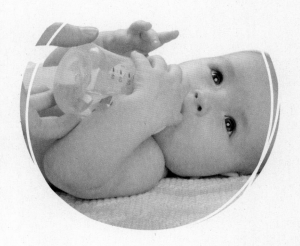

情绪控制与社交能力训练

· 1~3 个月宝宝训练重点

宝宝出生后 2 个月左右，当父母或其他熟悉的人出现在面前时，他会注视着这个人的脸，手脚乱动，并会对其微笑。这种反应是宝宝最初的人与人之间的交际方式。

与宝宝共处，增进感情

不论你是喂母乳还是配方奶，喂奶时都要安抚宝宝。经常和宝宝说话，不管他能不能听懂，都应以充满爱的口吻，轻声细语地和宝宝说话。

也可试着为宝宝读书，不管他是否明白书中的内容。因为这个简单的例行活动，会增加你们共处的机会。

当妈妈出现在宝宝面前时，宝宝会开心地笑起来。当有人走近，宝宝就会有反应，逗宝宝笑或轻触宝宝的前胸、肚皮，宝宝会笑出声来。

大家都来抱宝宝，建立信任感

家人轮流抱宝宝，可以让宝宝对人有所感知和选择，并使宝宝对他人的亲切感和信任感能够迅速建立起来。

当奶奶抱着宝宝快要入睡的时候，转手给妈妈抱，一般宝宝很快就能入睡。下一次奶奶把宝宝转手给爸爸的时候，宝宝会睁开眼看看才能入睡。重复上述练习，直到宝宝可以被所有家人抱。

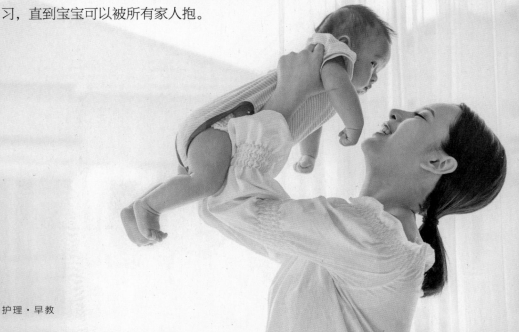

3~6 个月宝宝训练重点

宝宝的模仿能力是与生俱来的，对其进行良好的训练对宝宝学习社交有一定的帮助。千万不要把宝宝当成什么也不懂的婴儿。宝宝的本领总是出乎父母的意料，这时候父母要做的是鼓励其自我发展。

5 个月的宝宝在社交和情绪上已经有了很大的发展。在看到熟悉的人或事物时，宝宝能发出"咿咿呀呀"的声音，好像在对人说话。爸爸妈妈要帮助宝宝提升社交能力，使其保持良好的情绪，让宝宝愉快地成长。

性格外向的宝宝

一般说来，性格外向的宝宝在遇到陌生人对其示好的时候，往往反应比较激烈，会大哭着挣脱陌生人的怀抱，企图得到妈妈的"救援"。

1 多带宝宝跟别人联谊。爸爸妈妈可以经常带着宝宝去别人家做客，对方家里最好能有与宝宝年龄相仿的小朋友，毕竟同龄人之间的沟通障碍要小得多，渐渐让宝宝习惯这种沟通，从而提升交际能力。

2 及时安抚。宝宝认生时，妈妈要马上让宝宝回到其认为安全的环境，如将其抱到怀里或放回婴儿车中，不要强迫他接受陌生人的亲热，这样只会让他更加紧张。

性格内向的宝宝

1 多接触陌生人。抱着宝宝，主动跟陌生人打招呼、聊天，让宝宝感觉到这个陌生人的友好。

2 尝试慢慢接近。想要接近宝宝，最好拿他最熟悉、最喜欢的玩具，这样宝宝会慢慢转移注意力，从而缓解其恐惧心理。

3 多到户外去。平时要多带宝宝到户外，多接触陌生人和各种各样的有趣事物，开拓宝宝的视野。

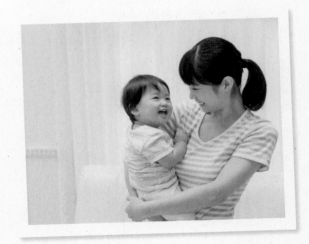

宝宝 6 个月时，能够区分亲人和陌生人了，看见经常照顾自己的亲人会高兴，从镜子里看见自己会微笑，如果和他玩藏猫猫游戏，宝宝会很感兴趣。宝宝会用不同的方式来表达自己的情绪，如哭和笑分别表示厌烦和喜悦。宝宝的认知能力已经有了很大的发展，与人的交往也有了很大进步。

宝宝个性形成

这个阶段的宝宝，有了自己独立的意识，开始认识到自己与妈妈是不同的个体，知道自己对周围的人和物会产生影响，甚至知道自己的名字了。于是，随着记忆力和意识的发展，宝宝的个性也在不断地发展。

让宝宝集中注意力

爸爸妈妈要有意识地控制宝宝学习活动的时间，有计划地逐渐延长，切忌学一会儿马上就去玩一会儿，玩一小会儿又学一点，然后再去玩。这样很容易使宝宝分心，不能专注地做好一件事。

扩大人际交往

爸爸妈妈要积极地用丰富的语调和语气与宝宝交流，逗宝宝笑。除了爸爸妈妈，还要让宝宝接触其他的亲戚朋友，这样会让宝宝变得开朗大方。

培养宝宝的自信心

爸爸妈妈可以在宝宝的周围多放些不同的玩具，让宝宝自己选择。在发现宝宝最喜欢的玩具后，故意将玩具放得离宝宝稍微远一点儿，逗引宝宝自己伸手去抓取，等宝宝独自完成时，要及时给予表扬。时间长了，宝宝的自信心就会慢慢建立起来。

6~9 个月宝宝训练重点

满足宝宝逐渐形成的各种生理需求和认知需求，是宝宝保持积极情绪的主要条件，也是宝宝学会与人交往的基础。

以下两种方法能促进宝宝社交能力的形成和发展：

1 善于辨别宝宝的哭声，并做出回应。对宝宝来说，哭声是表示不满的主要手段。

2 培养宝宝对环境的感知。宝宝睡醒后，让宝宝看着周围的环境，并告诉他周围东西的名称及发生的事情。

帮助宝宝克服怕生情绪

1 让宝宝熟悉了客人后再接近。如果家里来了与宝宝不熟悉的客人，不要将宝宝立刻介绍给客人，也不要让客人马上去抱他，不然会带给宝宝心理上的压力和不安全感，宝宝会因为紧张和惧怕而哭闹。可以把宝宝抱在怀里，大人先交谈，让宝宝有观察和熟悉的时间，慢慢消除恐惧心理。熟悉后，宝宝就会高兴地和客人接近。如果宝宝出现了又哭又闹的行为，就要立即抱他离客人远一点，过一会儿再让宝宝接近客人。

2 给宝宝熟悉新环境的时间。宝宝除了怕生人，还会对新环境感到惧怕。这时，爸爸妈妈要注意，不要让宝宝独自一人处在新环境里，要陪伴他直到他熟悉以后再离开，让他对新环境有一个适应和习惯的过程。

3 多带宝宝接触外界。平时，爸爸妈妈要多带宝宝出去接触外界，多和陌生人交往，经常给宝宝摆弄新奇的玩具，能减轻怕生的程度，也能缩短怕生的时间。

马医生贴心话

不必担心宝宝认生

宝宝见到生人会显露出害怕、退缩和警觉的表情，有的还会哭闹，怎么都不愿意和生人接近，更不用说跟他玩或是抱抱他了。

其实，宝宝怕生、认生，是记忆力发展的一种表现。由于家人或朋友经常和宝宝接触，他们的模样已经在宝宝的脑子里留下了印象，宝宝记住了这些熟悉的面孔。而宝宝从没有见过的陌生人，形象与他记忆中的形象差别太大，所以宝宝会认生。但是，随着宝宝接触的人和事物越来越多，以及心理素质的提高，怕生的现象就会逐渐消失，因此父母不必过于担心。

· 9~12 个月宝宝训练重点

宝宝在 10 个月时，已经能意识到搂抱在感情交流上的重要性，为了得到爸爸妈妈或其他大人的拥抱，宝宝甚至会主动抱人。这时的宝宝不再是一个被动的感情接受者了。见到生人，也不会惶恐不安了，有时还会主动与人逗笑。

培养独立能力

首先，要让宝宝养成独自玩耍的习惯，在确定宝宝的环境安全时，就要鼓励其独自玩耍，但要时时查看宝宝的情况。此外，还要鼓励宝宝独自去做一件事，在宝宝掌握一个新的动作和新的技能时，要给予充分肯定。

不要骄纵宝宝

如果宝宝一哭闹得厉害，就照着他的意思去办，时间长了宝宝就会感到哭闹能让自己的愿望得到满足，慢慢就会骄纵、任性起来。所以，爸爸妈妈在培养宝宝时，必须让宝宝学会自制和忍耐，不行就是不行，不能做的就是不能做，可以给宝宝一些其他的玩具，转移他的注意力。

让宝宝模仿大人的社交方法

爸爸妈妈要多爱抚宝宝、拥抱宝宝，让他时刻感受到爸爸妈妈对他的爱，并且懂得回报、表达自己的爱。训练宝宝模仿大人交往，如见到邻居和亲友，爸爸打招呼给宝宝看，妈妈拿着宝宝的手做挥手动作，边挥边说"你好"。

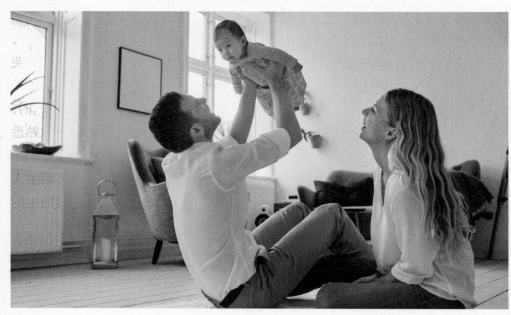

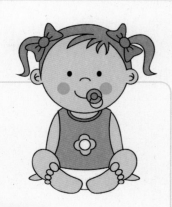

安抚奶嘴的
好处

安抚奶嘴的
弊端

- 哄娃神器，宝宝大哭时，一塞秒停；
  宝宝想睡时，一塞秒睡。
- 锻炼宝宝的吸吮能力。
- 满足吸吮需求，防止过度喂养。
- 戒安抚奶嘴比戒吃手指容易。
- 预防新生儿睡眠中猝死。

- 容易产生依赖，不好戒断。
- 可能会影响牙齿发育和排列。
- 可能造成乳头混淆，影响宝宝吃母乳。

多大的宝宝能用安抚奶嘴

　　6个月以内的宝宝更需要安抚奶嘴的帮助。当宝宝感到肠胀气、饥饿、疲惫、烦躁或是试图适应那些对他来说新鲜又陌生的环境时，需要特别的安慰和照顾。如果爸爸妈妈已经尝试了喂奶、轻轻晃动、轻拍背部、温柔拥抱、听美妙的音乐或歌声等，还不能使宝宝平静下来，这时应该考虑使用安抚奶嘴了。

　　吸吮手指和安抚奶嘴相比，前者对牙齿的影响更严重。安抚奶嘴由盲端奶嘴和扁片组成，盲端奶嘴可以预防宝宝吞咽较多的空气，而扁片可以通过反作用力的方式缓解宝宝吸吮对牙齿和牙龈造成的不良影响。

妈妈经验谈

安抚奶嘴要挑宝宝喜欢的

　　宝宝对安抚奶嘴的大小和形状很挑剔，开始时，可以多给宝宝试用几个不同形状、不同大小的安抚奶嘴，观察宝宝的反应，直到选到满意的为止。如果宝宝已经过于依赖吸吮手指，妈妈可将乳汁涂在安抚奶嘴上，使宝宝喜欢上安抚奶嘴，慢慢戒除吸吮手指的习惯。

正确使用安抚奶嘴

1 应在宝宝 6 周之后用，否则可能会干扰宝宝学习正确的乳头含接技巧。

2 安抚奶嘴是爸爸妈妈照顾宝宝的辅助品，而不是替代品。

3 安抚奶嘴尽可能用和妈妈乳头形状相似的。

4 在睡前使用，等宝宝进入深睡眠时就拿开。

5 及时更换新奶嘴。有裂纹、有小孔以及部件不齐全的安抚奶嘴需要及时更换。最好 2 个月就换一次，如果宝宝吸吮力量很大，更换更要频繁。

6 不要在安抚奶嘴上系绳子。过长的绳子有缠绕宝宝颈部或胳膊的危险，容易导致意外发生。

7 提防宝宝将安抚奶嘴咬破、咽下而阻塞气管，发生窒息。如果宝宝总是咬安抚奶嘴，就要给他准备磨牙的安抚奶嘴。

最好从 6 个月开始戒

从宝宝 6 个月开始，就要有意识地减少安抚奶嘴的使用频率。这时候的宝宝开始学习坐、爬等技能，这些不断增长的技能和控制能力让他们觉得很满足。于是，安抚奶嘴就不那么重要了。很多宝宝即使平时不再用安抚奶嘴了，但睡觉时仍然要用。如果是这种情况，要适当延长安抚奶嘴的使用时间，但最晚不要超过 2 岁。如果宝宝 2 岁了，还不能改掉这个习惯，可以采用改变环境的办法，如外出旅游、换居住地等，让安抚奶嘴在生活中消失。虽然头几天宝宝会不适应，但这个过渡不会太难，爸爸妈妈不用过分忧虑。

第3章

幼儿期
（1~3岁）

宝宝的日常护理

生长发育进程

体格生长指标

	月龄	男宝宝	女宝宝
身长（厘米）	1.5 岁	73.6 ~ 92.4	72.8 ~ 91
	2 岁	78.3 ~ 99.5	77.3 ~ 98
	2.5 岁	82.4 ~ 105	81.4 ~ 103.8
	3 岁	86.3 ~ 109.4	85.4 ~ 108.1
体重（千克）	1.5 岁	8.13 ~ 15.75	7.79 ~ 14.9
	2 岁	9.06 ~ 17.54	8.7 ~ 16.77
	2.5 岁	9.86 ~ 19.13	9.48 ~ 18.47
	3 岁	10.61 ~ 20.64	10.23 ~ 20.1

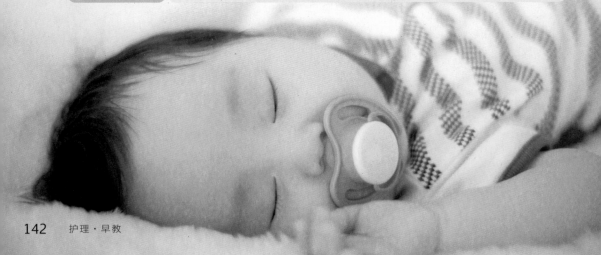

综合能力

<table>
<tr><td rowspan="2">1~1.5 岁</td><td>

基本能独自行走

宝宝 1 岁之后，基本上会走了，只是一开始走得不稳，需要爸爸妈妈在旁边保护。到 1 岁 3 个月时，宝宝基本能独自行走，而且走得很好，很少因失去平衡而跌倒。这个年龄段的宝宝可以走得快，但跑起来很僵硬，稍向前倾就会跌倒。

可以理解简单的语句

能理解和执行成人的简单命令；能够重复大人的话，交流时会使用一些别人听不懂的话；经常说出的单词有 20 个左右，能理解的词语数量比能说出的要多得多；会给他看到的物体命名，如用"圆圆"称呼橘子、苹果等形状近似的东西。宝宝会说简单句，有时语句不完整，有时句子会前后颠倒。

</td></tr>
</table>

<table>
<tr><td rowspan="2">1.5~2 岁</td><td>

一般能够行走自如

2 岁左右的宝宝扶着栏杆能上下楼梯，而且还能连续跑 5~6 米，并能双脚并跳。快 2 周岁的宝宝，随着自己能够独立走路，已经不再愿意爸爸妈妈进行干预了。他喜欢自己拉着玩具走来走去，听着那可拖拉的小车、小鸭子、小马等玩具发出的不同声音，想象着玩具的动作，玩得不亦乐乎。

语言发展较快

宝宝在这个时期，语言能力发展进入了一个新阶段。在这一阶段，宝宝一步地地把语言和具体事物结合起来，开始说出很多有意义的词。语言能力发展较快的宝宝已经能说短句了，例如"爸爸再见""爷爷奶奶好"等。

</td></tr>
</table>

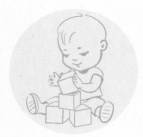 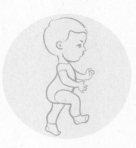 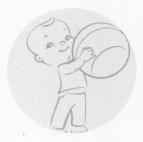

2~2.5 岁

运动更灵活

宝宝走路已经很稳，能够跑，还能自己单独上下楼梯；平衡能力也有很大进步，能够单腿站立；宝宝会估量高度，知道把头低下，或弯腰、弯膝部，通过较低的器材而不碰到。到 2 岁半的时候，基本上能接住球，有的宝宝能接住从 1 米远的地方抛过来的球；双手、双脚进一步协调、灵活，能够骑三轮车；腿部肌肉已经比较有力量，臂力也比较强了。

进入"多词句阶段"

宝宝的语言能力大部分是环境造就的，父母应尽可能在宝宝语言快速发育阶段为他们输入更多的词汇。对宝宝说的话越多，越能让他学会如何更好地表达。让他多听、多看、多问、多想、多说，通过多种形式，如看图片、看儿童节目、讲故事、学唱歌、做游戏等，丰富宝宝的词汇量。

2.5~3 岁

比较活泼好动

能跑善跳，会灵活地抓起东西，吊单杠、攀登和连续起跳等需要肌肉耐力的运动也开始迅速发展。父母可通过玩球、爬攀登架、翻单杠等，锻炼宝宝的肌肉耐力。平时不要让宝宝长时间保持同一个姿势，要让宝宝不断变换活动方式，以免肌肉长期处于紧张状态。

能背唐诗和儿歌

宝宝能说出自己的姓名、年龄、父母的姓名，还能背诵几首儿歌、简单的唐诗及电视上热播的一些广告词等。此外，这一阶段的宝宝还会出现自言自语现象。父母平时发音要准确，一旦发现宝宝发音不准时，要及时纠正。说话声调要柔和，不要为了避免宝宝唠唠叨叨而严厉斥责宝宝，造成宝宝不敢说话。

外出注意防晒

经常晒太阳，能帮助机体合成更多的维生素 D，有利于宝宝的健康成长。但是，夏天的烈日也会给宝宝的皮肤带来伤害。因此，父母要了解一些防晒知识。

· 防晒要做的事

出门要选好时机

夏季上午 10 时以后至下午 4 时之前，爸爸妈妈应尽量避免带宝宝外出活动，因为这段时间的紫外线最为强烈，非常容易晒伤宝宝的皮肤。最好能赶在上午 10 时前或下午 4 时后带宝宝出门散步。

给宝宝涂抹防晒霜

最好选择专门针对宝宝特点设计的防晒产品，这样的产品更有效、更安全。一般以防晒系数为 15 的产品为佳。因为防晒值越高，给皮肤造成的负担越重。在琳琅满目的货架上，最好挑选高品质的物理防晒剂。给宝宝用防晒用品时，应在外出前 15~30 分钟涂抹，这样能充分发挥防晒作用。

准备合适的防晒用品

外出时，除了涂抹防晒霜外，还要给宝宝戴上宽边浅色遮阳帽、太阳镜或打遮阳伞，这样能直接有效减少紫外线对宝宝皮肤的伤害，也不会加重皮肤的负担。宝宝外出活动时，服装要轻薄、吸汗、透气。棉、麻、纱等质地的服装吸汗，透

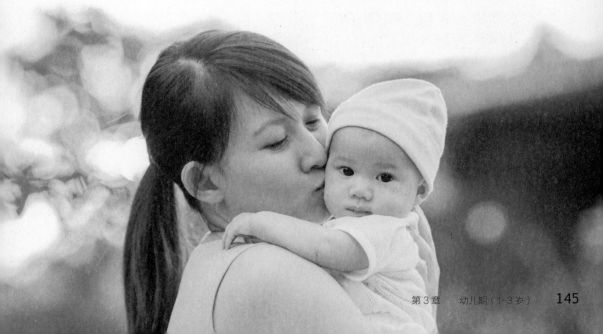

气性好，轻薄舒适，便于活动。另外，穿着长款服装可以更多地遮挡阳光，有效防止皮肤被晒伤。

在阴凉处活动

进行室外活动时，应选择有树荫或有遮挡的阴凉处，每次活动 1 小时左右即可，这样既不会妨碍宝宝身体对紫外线的吸收，也不会晒伤宝宝的皮肤。

可以利用影子的长度来判断太阳的强度，影子越短，阳光越强。当宝宝影子的长度小于宝宝的身高时，就要找遮蔽的场所，避免晒伤了。

宝宝晒伤应对措施

用西瓜皮敷肌肤

西瓜皮含有维生素 C，把西瓜皮用刮刀刮成薄片，敷在晒伤的皮肤上，西瓜皮的汁液就会被缺水的皮肤所吸收，皮肤的晒伤症状会减轻不少。

用茶水治晒伤

茶叶里的鞣酸具有很好的促进收敛的作用，能减轻组织肿胀，用棉球蘸茶水轻轻拍在晒红处，这样可以缓解皮肤晒伤，减轻灼痛感。

用冰牛奶湿敷

被晒伤的红斑处如果有明显水肿，可以用冰牛奶湿敷，每隔 2~3 小时湿敷 20 分钟，能起到明显的缓解作用。

妈妈经验谈

带宝宝郊游应注意的问题

现在生活条件好了，爸爸妈妈们喜欢带宝宝出去旅游、度假。带宝宝去郊游时需要注意以下问题：

①带一本急救手册和一些急救用品，包括治疗虫咬、晒伤、发热、腹泻、割伤、扭伤的药物，并准备一支拔刺用的镊子，以防万一。

②即便在活动地点能买到所需要的食物和饮料，也要准备好充足的食物和水，以防万一。

③准备好换洗的衣服和就餐用具，并将它们装在干净的防水容器中。

保护好宝宝的牙齿

· 培养宝宝良好的口腔卫生习惯

1 岁后开始学着漱口

1岁时，多数宝宝已有6~8颗乳牙，一般情况下，1岁左右就可以学着漱口了。

父母要一步一步给宝宝演示，先将漱口水含在嘴里，然后将后牙咬紧，一下一下鼓动腮帮子，让水从牙缝通过，就能达到漱口的目的了。开始时，用温开水练习，就算宝宝不小心把水咽下去，也不会有什么危害。每天多练习几次，慢慢就能掌握要领了。

不管宝宝能不能做好，都可以让他在每次吃完东西后学着漱漱口，这样做有助于预防婴幼儿龋齿的发生。宝宝2~2.5岁时乳牙应出齐，共为20颗，这个时候要让宝宝养成自己刷牙的习惯，让宝宝拥有一口好牙。

2 岁后开始学刷牙

家长可以在宝宝面前做出非常感兴趣的样子来刷牙，一边刷一边说"真舒服"……宝宝就会跟着家长有模有样地学刷牙了。

妈妈要对宝宝有信心，多鼓励宝宝去做，不要怕他做不好。要知道宝宝是有很大潜力的，只要妈妈肯放手让宝宝尝试，宝宝很快就能掌握。

一定要让宝宝养成饭后漱口，早晨起床后及晚上睡觉前刷牙的习惯。

· 3 岁以内的宝宝注意牙膏用量

牙齿表面的釉质与氟结合，可生成耐酸性很强的物质，所以，为了预防龋齿，很多牙膏里加入了氟。含氟牙膏对牙齿虽然有保护作用，但是对3岁以内的宝宝来说，他们的吞咽功能尚未发育完善，刷牙后还掌握不好吐出牙膏沫的动作，很容易误吞，导致氟摄入过量。因此，3岁以内的宝宝每次刷牙用米粒大小的牙膏即可。

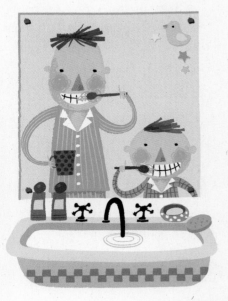

巴氏刷牙法，让牙齿更健康

巴氏刷牙法又称水平颤动法，能有效清洁宝宝牙龈沟的菌斑及食物残渣。

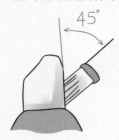 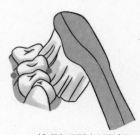 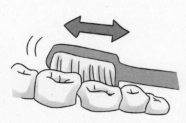

1 刷毛与牙齿呈 45 度角。

2 将刷毛贴近牙龈，略施压使刷毛一部分进入牙龈沟，一部分进入牙间隙。

3 水平颤动刷牙，在 1~2 颗牙齿的范围左右震颤 8~10 次。

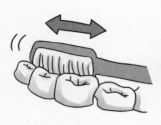 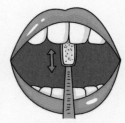 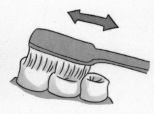 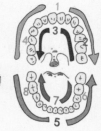

4 刷完一组，将牙刷挪到下一组邻近牙齿（2~3 颗牙的位置）重新放置。最好有 1~2 颗牙的位置有重叠。

5 将牙刷竖放，使刷毛垂直，接触龈缘或进入龈沟，做上下提拉颤动。

6 将刷毛指向咬合面，稍用力做前后来回刷。

7 刷牙有顺序，每处都刷到。

定期给宝宝做牙齿检查

爸爸妈妈要重视宝宝牙齿的健康检查和保健，每 3～4 个月就要带宝宝看一次牙医，及时发现和治疗是预防龋齿扩展的有效方法。

少吃糖

让宝宝少吃甜食，尤其是要少吃甚至不吃糖，这对预防龋齿有一定的作用。但同时要注意，不仅是糖，残留在口腔内的所有食物，都有引起龋齿的可能。所以，在不吃糖的同时，还必须保持口腔的清洁。

帮宝宝学如厕

宝宝到 1 岁半左右，已经能够表达想要大小便的意愿，这时，就可以开始培养宝宝独立如厕了。留心观察宝宝大小便的时间和便前表现，以便在发现宝宝有想大小便的迹象时予以帮助。

· 可进行排便训练的 3 个条件

1 能够独自行走：孩子可以独自走路，就表示大运动和平衡能力发育得还不错，而且具备了独立如厕的基础条件。

2 能够听懂父母的话：如果孩子听不懂"拉臭""尿尿"的意思，那么即使想排便，也无法有效地表达，就不适宜进行排便训练。在排便训练之前，应该仔细观察孩子能不能听懂简单的指令。

3 排尿时间间隔恒定：排尿的时间间隔非常重要，如果孩子的排尿间隔是恒定的，比如 2 小时，就说明他能够控制排尿了，可以进行排尿训练了。

· 有助于排便训练的宝宝用品

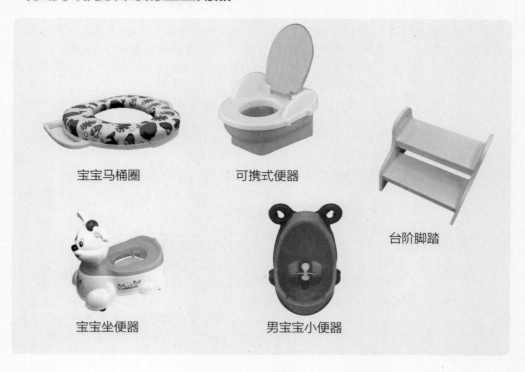

宝宝马桶圈　　可携式便器

台阶脚踏

宝宝坐便器　　男宝宝小便器

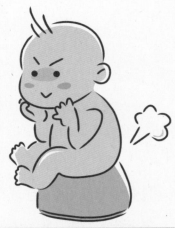

· 排便训练有条不紊

项目	方法
学会"尿尿"等排便用语	及时更换尿布或纸尿裤,培养孩子的卫生习惯。在更换尿布或纸尿裤时要对孩子说:"啊,尿湿了不舒服,我们换一个舒服的。" 孩子要大便时,教他说"拉臭",要小便时,教他说"尿尿",让孩子逐渐习惯用语言表达自己的感觉 当孩子想要排大小便时,可以让他自己去拿坐便器 记录孩子排大小便的时间,总结排便间隔时间 平时观察孩子的表情和行为,如果有排便前的表情,可以提醒他自己去排便
尊重个性,合理安置坐便器	每个孩子的爱好都不同,有些喜欢使用婴儿专用便器,有些喜欢使用洗手间里的便器,这就需要根据孩子的喜好选择便器 通过相关绘本,让孩子明白必须在指定的地方排便。这样他就不会拒绝排便训练了 婴儿专用便器应摆放在固定的位置,冬天垫上保暖垫,洗手间的便器需要准备脚踏
像玩游戏一样进行排便训练	经常让孩子把卫生纸放进洗手间里,让他明白卫生纸是洗手间里不可缺少的用品。此外,排便后,引导孩子冲水 同性别父母在使用便器时可以尝试开着门,孩子有模仿的天性,这样他就很容易掌握便器的使用方法了
培养自主排便意识	这个时期的孩子什么事都想自己做,妈妈可以先教他穿内裤,让他学习穿衣服的动作,然后为其准备便于穿脱的裤子 平时引导孩子检查自己裤子有没有被尿湿,如果没有尿湿,应及时夸奖他 如果孩子因来不及坐到坐便器上而弄湿衣裤,不要责骂他,应该让他知道什么时候该去坐到坐便器上,不要等憋不住了再去

教宝宝学穿衣

孩子的一步步成长离不开大人的引导，即使是穿脱衣服这样的小事，孩子也并非从小就会。作为家长，应在合适的时间对孩子进行正确有效的训练，让孩子逐渐拥有生活自理能力。

学会穿衣，是孩子独立性的开端

蒙台梭利说："通过帮助孩子，让孩子自己把事情完成的这种方法，就是培养孩子独立性最好的方法。"

对于孩子来说，学会穿脱衣服，就是其独立的明显标志和开端。当然这不是一蹴而就的事情，你不能前一秒把孩子捧在手心里，下一秒却要求他独闯世界。

孩子1岁左右就会萌发自主意识，他们想要通过自己的努力去控制一些事情，想通过这种方式来刷存在感，以此证明自己长大了。所以父母要帮助孩子建立独立意识，并逐步训练他们的生活技能。

学会穿衣需要具备的能力

在大人看来非常简单的事情，对孩子来说可能很困难。比如穿衣服，就是一个复杂的肢体能力与认知能力密切配合才能完成的事情。

应具备的能力

精细动作发展
需要学会如何拉好拉链，系好纽扣，要求拉、扣、系等动作准确无误。

大动作发展
需要学会"金鸡独立"，这样才能把一条腿放进裤子里。

时间概念
需要知道不同季节应该穿什么衣服，夏天穿短袖，冬天穿棉衣。

认知发展
哪些衣服需要先穿，哪些衣服需要穿在外面，哪件衣服好看，这些都是对孩子认知能力的考验和促进。

按序穿衣，宝宝配合，家长轻松

穿上衣

1 先让孩子学习如何将胳膊伸入袖子里，一边学习一边说"小手要钻山洞了"。

2 学习系纽扣，先将扣子的一半塞到扣眼里，再把另一半扣子拉过来。父母先做示范，再让孩子操作。

3 学习穿套头衫之前先教孩子分清里外、正反（领子上有标签的部分是衣服后面），再教具体动作：将头从上面的大洞钻进去，然后将胳膊分别伸到两边的小洞里，再将衣服拉下来。

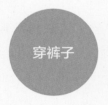

穿裤子

1 学习区分裤子的正反、前后，如有标签的穿在后面，有漂亮图案的穿在前面。

2 将裤子前面放在床上，引导孩子先将一条腿伸入一条裤腿中，露出小脚，再伸另一条腿。

3 确认两脚均已露出后，站起来提上裤子。

穿鞋子

1 最初给孩子准备的鞋子最好是带粘扣的，方便穿脱。

2 教孩子分清左右是一件比较困难的事情，不要着急。两个办法可供借鉴：
一是当孩子穿反后询问其感受，如果感到不舒服大多是穿反了，脱下来调换两只鞋的位置重新穿，要记住这种感受。
二是在穿鞋子之前让孩子将两只鞋放在自己面前，鞋头朝前，两只鞋并拢摆放后中间有个小缝就对了，如果缝隙过大就是放反了，赶紧调整。

妈妈经验谈

穿衣不是任务，可以更有趣

在给孩子穿衣服时动作一定要轻柔，同时多用语言鼓励孩子，提高其语言理解能力。如穿上衣时说"伸手"，穿袜子、鞋子时说"伸脚"等。要教会孩子各种衣服的名称。另外，还可以用游戏的方法让孩子乐于配合。如穿裤子时，告诉他要做一个"小鸭钻山洞"的游戏：先捉住"小鸭子"——小脚丫，再让"小鸭"钻进"山洞"里——裤筒。经常这样说孩子就明白了，会更好地配合你。

意外伤害的处理

伴随着宝宝的成长，他的活动范围越来越大，尤其是会走之后，难免会发生这样那样的意外。为了防止意外的发生，家中危险的物品都要收好，放到宝宝够不到的地方。面对各种防不胜防的意外和突发事件，家长应掌握一些婴幼儿急救常识。

• 呼吸道异物

1 ▶▶ 孩子呛到无法呼吸时，在准备施救的同时应拨打 120。

2 ▶▶ **海姆立克急救法**

（1）1岁以上的孩子

方法一：

施救者跪在孩子身后，从背后抱住孩子腹部，一手握拳，拳心向内放于胸骨和肚脐之间；另一手捂按在拳头之上，双手急速用力向里向上挤压，反复进行，直至异物吐出。

方法二：

让孩子平躺在地上，双手五指并拢叠放，掌根放在孩子腹部，迅速用力挤压，直至异物吐出或者救护车到达。

（2）1岁以下的孩子

①先拍背 5 次：

施救者坐在椅子上，使婴儿趴在腿上，面朝地面，一只手支撑其头颈部、胸部，另一只手拍背部。拍背 5 次后，如果异物没被排出，则继续下面的动作。

②按压胸部 5 次：

让婴儿仰卧，用一只手稳住婴儿的头颈部，另一只手的两个手指快速冲击婴儿胸部 5 次。挤压深度应为胸壁的 1/3~1/2。若异物未排出，重复上述操作直至救援到达。

需要注意的是，此急救方法不适用于孩子呛到后仍在大声咳嗽或哭闹的情况。

为了防止误食误吞等情况，平时要做好以下防护：

（1）孩子在吃东西时，不要逗笑或者和他讲话。

（2）不要给3岁以下的孩子买可拆解的小零件玩具。

（3）2岁以下的孩子应避免进食下列食物：整粒坚果、块状的肉和奶酪、整颗葡萄、硬糖、爆米花、口香糖等。

· 割伤

1 如果伤口浅、出血少，没有损伤到神经、大血管等组织，可自行处理：用生理盐水冲洗伤口，然后用碘伏消毒伤口周围皮肤，最后用消毒纱布包扎好伤口即可。

2 如果需要医生处理，可在送医之前自行初步处理伤口——用干净的纱布或毛巾等加压止血。需要医生处理的情况有：

（1）割伤很深或在关节处。

（2）伤口有异物等，无法把伤口清理干净。

（3）动物爪牙、表面很脏的锋利器具等造成的外伤。

（4）伤口几天内无愈合迹象，或者出现了红肿、化脓或持续疼痛的症状。

（5）还没注射过破伤风疫苗。

· 烧烫伤

用清洁的流动冷水冲洗20~30分钟，水流不宜过急。

在冷水中，将遮挡伤口表面的衣物小心去除。必要时用剪刀小心剪开衣服，避免弄破水疱。

烧伤面积较大时会出现感染性休克，应及时将宝宝送至可治疗烧烫伤的正规医院进行治疗。

以上处理后，以洁净或无菌的纱布、毛巾覆盖伤口。

告诉宝宝"不可以"

宝宝爱打人怎么处理

大多数宝宝到了1岁半左右，会出现打人现象，常常无缘无故地打人，不仅在家这样，在外面也这样，弄得妈妈整天给人家道歉。这样子怎么办呢？

找出宝宝打人的原因

1 宝宝早期的嬉戏、拍打动作，属于正常的交往行为，如果父母错误地引导或强化了这个动作，娇惯宝宝而没有及时制止，就会使宝宝养成喜欢打人的不良嗜好。

2 爸爸妈妈很少与宝宝沟通，宝宝内心孤独，或者交往技能和语言表达能力差。自己的想法、要求说不清楚，别人没有照做，导致情绪不好，所以就打人。比如，想要某个东西人家不给，他又不会沟通，于是就打人。

3 如果宝宝平时得不到足够的关注，而他又渴望被关注，那么为了得到大人的关注，他就会做一些较强烈的动作，如"打"来引起大人的注意。

4 喜欢看别的小朋友被打以后哭的样子，缺少同情心。

5 一些生理因素导致心情烦躁，如在饿了、累了、生病、出牙等情况下，打人就比较频繁。

父母的态度很重要

当宝宝打人时，父母要表现出应有的威严，不能对此一笑了之，甚至开心地享受宝宝发脾气时别样的可爱之处，更不应主动逗宝宝发脾气、打人。而应该让宝宝感受到，自己出现攻击行为时，他人正常的反应是什么。时间长了，宝宝明白这种行为不被人接受，自然就会有所改变。

妈妈经验谈

培养宝宝的爱心

- 让宝宝尽早建立正确的情感表达方式，并不断强化。如教宝宝亲吻父母、抚摸父母，以表示对父母的爱。跟宝宝玩布娃娃，让宝宝拍娃娃睡觉、给娃娃盖被、喂娃娃吃奶等。

- 经常带宝宝与其他小朋友一起玩，养小金鱼、种花等，培养宝宝的爱心和对大自然的兴趣。

- 培养对他人的同情，即对别人情绪、情感的理解和体验。

- 经常表扬宝宝好的行为，提高他的自信心，让他感受到被爱、被注意。

宝宝说脏话怎么办

爸爸妈妈听见宝宝说第一句脏话时，多半会感到了震惊："从哪儿学来的？"在宝宝说第二句、第三句后，便会忍不住去教训了。然而要想解决问题，找到宝宝说脏话的原因并有针对性地解决才是关键。

宝宝说脏话来源于模仿

宝宝这时还没有分辨是非、善恶、美丑的能力，还不能理解脏话的意义。如果在他所处的环境中出现了脏话，无论是家人还是外人说的，都能成为宝宝模仿的对象。宝宝会像学习其他本领一样，学着说并在家中"展示"。如果爸爸妈妈这时不加以干预，反而默许，甚至觉得很有意思而纵容，就会强化宝宝的模仿行为。

几种对策

解释说明

解释说明是为宝宝传达正面信息、澄清负面影响的好方法。在和宝宝讨论的过程中，应尽量让他理解，粗俗不雅的语言为何不被大家接受，脏话传递了什么意义。

引导宝宝对他人表示好感

应积极培养宝宝对其他小朋友表示好感，你可以问宝宝："你是喜欢别人表扬你，还是喜欢别人批评你呢？"让宝宝了解，适时地向别人示好，胜过批评、嘲笑别人。

冷处理

当宝宝口出脏话时，爸爸妈妈无须过度反应。过度反应对尚不能了解脏话意义的宝宝来说，只会刺激他重复脏话的行为。他会认为说脏话可以引起你的注意。所以，冷静应对才是最重要的处理原则。不妨问问宝宝是否懂得这些脏话的意义，他真正想表达的是什么。也可以既不问，也不和他说道理，假装没听见。慢慢地，宝宝觉得没趣自然就不说了。

正面引导

爸爸妈妈要细心引导宝宝，教他换个说法试试。彼此应定下规则，爸爸妈妈要随时提醒宝宝，告诉他要克制自己，不说脏话，做个有礼貌的好宝宝。

宝宝的喂养方法

本阶段宝宝营养需求

　　根据《中国居民膳食指南（2016）》中指出：7~24 个月的宝宝仍然需要从母乳中获得营养。母乳喂养有助于减少腹泻、中耳炎、肺炎等感染性疾病，以及食物过敏、特应性皮炎等过敏性疾病的发生，还可促进宝宝神经、心理发育，增进母子感情。另外，母乳喂养的宝宝成人后出现肥胖以及各种代谢性疾病的概率会明显减少。因此，7~24 月龄的宝宝应在母乳喂养的基础上添加辅食，母乳不足或者不能母乳喂养的，需要以配方奶作为母乳的补充。

• 辅食要多样化，营养均衡

　　理想的辅食应该多样化，并且不影响母乳或配方奶的供应。中国营养学会妇幼营养分会建议我国 7~12 月龄的宝宝每天摄取 500~700 毫升奶类、15~50 克蛋、25~75 克肉（包括畜、禽、鱼虾等），再配以谷物、蔬菜、水果等，要全面而均衡地摄取营养。

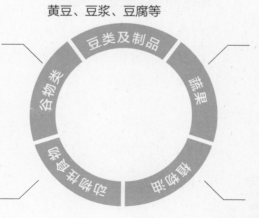

优质蛋白质的补充来源，包括黄豆、豆浆、豆腐等

富含碳水化合物，为宝宝提供热量，包括米粉、稠粥、软饭、面条等

为宝宝提供多种维生素、矿物质、膳食纤维，包括白菜、西蓝花、橘子、苹果等

为宝宝提供必不可少的优质蛋白质、钙、铁、锌、维生素 A 等。包括鸡蛋、猪瘦肉、牛肉、虾、鱼等

提供热量和必需脂肪酸，包括玉米油、花生油等

豆类及制品

蔬果

谷物类

油脂类及坚果

肉禽蛋鱼

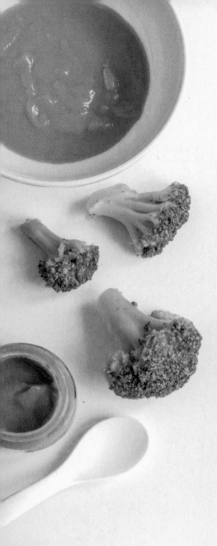

合理膳食

· 合理规划膳食的原则

1 每天安排早、中、晚 3 次正餐，两次正餐之间应间隔 4~5 小时。

2 上午、下午各 1 次加餐。加餐以奶类、水果为主，配以少量松软面点；加餐与正餐之间应间隔 2~3 小时；加餐分量宜少，以免影响正餐进食量。

3 晚餐时间比较早时，可在睡前 2 小时安排一次加餐。晚间加餐不宜安排甜食，以预防龋齿。

4 吃饭细嚼慢咽但不拖延，最好在 30 分钟内吃完。

5 避免挑食偏食，建议家长与宝宝一起进食，起到良好的榜样作用，帮助其从小养成不挑食不偏食的良好习惯。

· 保证充足饮水，正确选择零食

1 培养和巩固儿童饮奶习惯。

2 建议每天饮水 600~800 毫升，以白开水为主，避免喝含糖饮料。

选择零食应注意以下几个方面：

避免整粒的豆类、坚果类食物呛入气管发生意外，建议坚果和豆类食物磨成粉或打成糊食用。

少选油炸食品和膨化食品。选择新鲜、天然、易消化的食物当零食，如奶制品、水果等食物。

零食安排在两次正餐之间，量不宜多，睡前 30 分钟不要吃零食。

控制食量

美国的营养机构推出了"双手控制食物热量指南"，即将每个人的双手变成食物的量器，用手可以测出自己的标准饭量。对于3岁以内不会表达饥饱的宝宝来说，用自己的小手就能测量每餐需要吃多少食物。这种方法虽然不是特别准确，但简单实用。

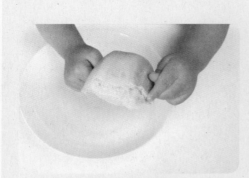

碳水化合物：两个拳头的量

碳水化合物主要来自馒头、大米等给宝宝做的主食，每餐吃两个拳头的量就可以满足宝宝对碳水化合物的需求了。

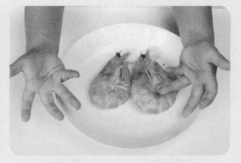

蛋白质：一个掌心的量

蛋白质主要来自肉类、鱼类、鸡蛋、奶制品、豆类等，宝宝每餐的摄入量为一个掌心的大小，且厚度也相当。

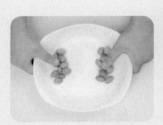

脂肪：1~2根拇指的量

脂肪主要来自于肉类、植物油、坚果等，宝宝每餐的摄入量为1~2根拇指大小即可。

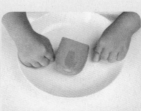

蔬菜：两手抓的量

宝宝两只手能够抓起的菜量就可以满足他一餐对蔬菜的需求量，做熟后相当于两个拳头的量。

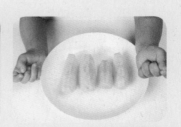

水果：一个拳头的量

宝宝一天水果需求量相当于一个拳头大小（可食用部分）。

宝宝营养餐推荐

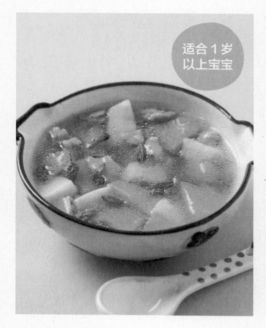

适合1岁
以上宝宝

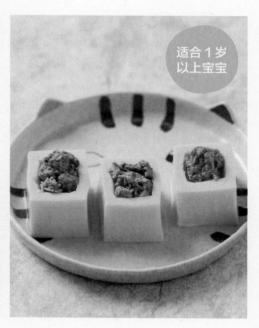

适合1岁
以上宝宝

芋头南瓜煲

材料 核桃1个，芋头、南瓜各50克，葡萄干10克。

做法

1 核桃取核桃仁，掰碎；葡萄干洗净，用温水泡软。

2 芋头洗净，去皮切块；南瓜洗净，去皮、瓤，切成均匀的块。

3 油锅烧热，放入南瓜块和芋头块，翻炒1分钟，加稍没过食材的清水煮开，然后放入核桃碎用小火继续煮20分钟，盛出后点缀葡萄干即可。

推荐理由

芋头也是宝宝主食的优良选择，能够提供丰富的碳水化合物，还含钾、膳食纤维，能促进宝宝肠道蠕动。

牛肉酿豆腐

材料 牛里脊肉、豆腐各100克，姜片10克，盐少许，淀粉适量。

做法

1 把姜片放在小碗中，加少许温水泡15分钟。牛里脊肉切小块，洗净，放入料理机中打成泥。

2 取适量泡好的姜水倒入牛肉泥中，用手反复抓匀，再放入盐、淀粉和植物油，用筷子朝一个方向搅拌均匀。

3 将豆腐切成长方体，用小勺挖掉2/3，摆盘。将拌好的牛里脊肉泥用勺填入豆腐中。取蒸锅加清水，摆好的豆腐盘放入锅中，水开后继续大火蒸20分钟即可。

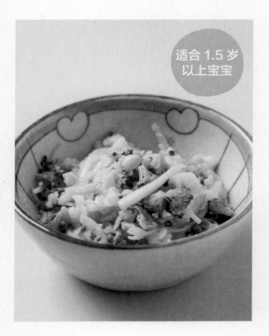

适合 1.5 岁以上宝宝

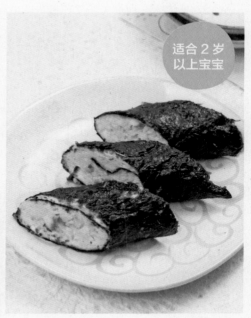

适合 2 岁以上宝宝

奶酪蔬菜

材料 西葫芦、西蓝花各 50 克，虾仁 40 克，奶酪 20 克，姜汁少许。

做法

1 西蓝花取花冠部分，洗净，切碎；西葫芦去皮，擦丝，与西蓝花碎一起放入碗中蒸熟；虾仁洗净，切碎，加姜汁腌 10 分钟；奶酪切碎。

2 平底锅中放适量油烧热，放入虾仁炒至变色，倒入奶酪碎炒化，倒入蒸熟的西蓝花碎和西葫芦丝，炒匀即可。

推荐理由 ————————

有的宝宝不喜欢吃西蓝花和西葫芦，用香味浓郁的奶酪与蔬菜混合，可促进宝宝食欲。

紫菜鲈鱼卷

材料 鲈鱼肉 100 克，紫菜 1 张，鸡蛋清 1 个。

调料 盐 1 克。

做法

1 将鲈鱼肉洗净，去刺，将鱼肉剁成泥，加入鸡蛋清搅上劲，再加盐调味；将紫菜平铺，均匀抹上鱼泥，卷成卷。

2 锅置火上，倒入适量水，放入鲈鱼卷隔水蒸熟即可。

推荐理由 ————————

鱼肉中富含不饱和脂肪酸、蛋白质等营养物质，有促进大脑发育、调节免疫力的功效；鸡蛋清中的蛋白质能够补充宝宝生长所需的营养；紫菜富含钙、铁、碘等，有助于宝宝骨骼、牙齿的发育。

养成自主进食习惯

1岁的宝宝已经有了自我意识，爸爸妈妈应该给宝宝学习独立进食的机会，不要总是担心宝宝吃不好，或者嫌宝宝食物掉满地。应该鼓励宝宝尝试，提高宝宝吃饭的兴趣和自信。从只能吃几口，到完全自己吃，宝宝自己会摸索到独立吃饭的方法。从长远角度来说，这也是在为爸爸妈妈减轻负担。

自主进食能很好地训练孩子的手口眼协调能力，还可以培养其对食物的兴趣，满足其"自己来"的愿望，帮助建立自信心。

· 总是喂饭危害大

会挑食	会变胖	会变丑
如果总被喂饭，吃饭就缺少了新鲜感和主动性，少了探索食物的过程，最后可能抗拒一些食物。	有一种饿，叫"妈妈觉得我饿"，"再吃一口"这句话导致了喂养过度和儿童肥胖。	追着喂饭，孩子总是狼吞虎咽，长期不能充分咀嚼食物，对牙齿、面部肌肉发育都有害！

· 明确父母和孩子的责任分工

父母决定孩子几点开始吃饭、几点结束，在哪吃饭，给孩子提供什么食物和提供多少量。而具体吃了哪种食物，吃了多少量，则可以交由孩子自己决定。

明确分工以后，就要各司其职，不要越俎代庖。如果家长硬要干涉孩子的那一块分工，则会产生喂养过程的诸多问题和种种不愉快。

父母负责 ▶▶
- 时间把控
- 安排何时进餐，每餐半小时结束
- 环境准备
- 固定的地点进餐，准备儿童餐椅
- 食物准备
- 提供不同种类的食物，适宜的分量

孩子自主决定具体吃什么、吃多少

如果吃饭对孩子来说不是一项任务，而是一件充满乐趣的亲子活动，可以自己决定吃什么、怎么吃、吃多少，可以认识到不同食物的颜色、形状和味道，面条可以吸进嘴里、豆腐一抿即碎，还可以跟爸爸妈妈比赛吃饭，相信他们都会喜欢吃饭的。

宝宝进餐坏习惯应对措施

坏习惯	应对措施
用手抓饭吃	宝宝现在喜欢自己吃饭，但是又用不好勺子，那么很可能就直接用手去抓了。妈妈没必要去制止，一方面要将宝宝的手洗干净，另一方面要逐渐训练宝宝使用勺子吃饭，等宝宝会用勺子吃饭了，就不会再用手去抓了
不愿意坐下吃饭	最好的解决办法就是给宝宝准备一个专门的小餐椅。如果宝宝还到处跑，那也不要追着喂，不要给宝宝边走边吃的机会
偏食	不能强迫宝宝吃东西，还是要尊重宝宝对食物的选择。如果宝宝不喜欢吃这种食物，就先拿走，下次再换个花样，如果宝宝还是不喜欢吃，那么就用含同类营养的食物代替
不会吃固体食物	宝宝吃不好固体食物主要是由于之前没有按部就班地添加辅食，宝宝的咀嚼和吞咽能力没有得到很好的锻炼。从现在开始逐渐给宝宝添加半固体、固体食物，这需要一个循序渐进的过程，家长不要太心急

为了更好地引导孩子自主进餐，吃饭时，父母可以讨论饭菜从哪里来、对人体的好处等，孩子会对食物重建兴趣。全家养成进餐时不看电视、不玩手机的好习惯。限时吃饭，吃饭全程不超过 30 分钟，结束后收走碗筷。如果宝宝不好好吃饭，那就不要在两餐之间给零食。

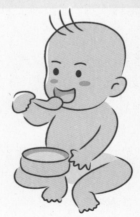

巧妙应对宝宝挑食

· 宝宝不愿吃米饭应对策略

要均衡摄取五大营养素，不一定非要喂米饭。愿意吃面的宝宝，可以多做些加蔬菜和肉的面食，宝宝吃面食时很多时候不咀嚼，直接吞食会影响消化功能，但加点蔬菜就可以防止其直接吞食。如果宝宝喜欢吃面包，也可以喂些三明治和土豆汤。先给宝宝喂点他喜欢的食物，这样能提高他对食物的期待感，食欲也会有所提高。妈妈要尊重宝宝对食物的选择，尊重他的胃容量，不要强迫宝宝进食。

妈妈经验谈

宝宝饭量小应对策略

不要勉强宝宝吃太多，一开始就直接给宝宝盛较少的量，然后让宝宝尽量吃完，这样能让宝宝容易吃光碗里的饭，让宝宝有成就感，这有助于提高宝宝吃饭的积极性；也可以让宝宝多活动，通过消耗体力来增加宝宝的食量。

· 宝宝不爱吃肉应对策略

如果宝宝不爱吃肉，可能是因为肉比别的食物更坚韧，不太好咀嚼，因此肉食一定要做得软、烂、鲜、香。

1 可以采用熘肉片和氽肉片的方法，使肉质鲜嫩，不会塞牙。

2 肉糜蒸蛋羹、荤素肉丸、红烧肉烧好后，再加水蒸1个小时，可使瘦肉变得松软。

3 不要太油腻，肉汤要撇去浮沫。

4 用葱、姜、料酒去腥。

5 不妨加一些爆香的新鲜大蒜粒，不仅可以使菜肴生香，还能促进食欲。

6 洋葱煸软烂后再与排骨或牛肉一起做菜，也有促进食欲的效果。

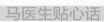

保证蛋白质的摄入量

不爱吃肉的宝宝为了保证蛋白质的摄入量，要多摄入奶类、豆类及其制品、鸡蛋等食物来补充蛋白质。如果每天平均喝两杯奶、吃 3~4 片面包、1 个鸡蛋和 3 匙蔬菜，折合起来的蛋白质总量就有 30 多克，再吃些豆制品，就可以基本满足宝宝对蛋白质的需求了，所以妈妈也不必过于担心。

不爱吃菜的应对策略

孩子不爱吃蔬菜一般都有原因，有的是由于蔬菜本身的问题，菜太老嚼不碎，或菜有怪味，或菜不香，孩子不喜欢吃；还有的是家庭的问题，如家庭所选蔬菜有限，父母不爱吃某种蔬菜，无意中表达了对蔬菜的不恰当意见等。

1 将菜剁碎，加入肉丸、包子、饺子等馅料里，宝宝更容易接受。

2 提高美观度，将蔬菜摆放成好看的图案，增加品种和颜色搭配，也可以切成小花的形状等，引起宝宝的兴趣。

3 语言鼓励，父母可以多说吃菜可以长高、吃菜更漂亮之类的话。

4 找到替代的蔬菜水果，如果孩子不愿意吃某种蔬菜，可以找一些他愿意接受的、所含营养成分相近的其他蔬菜或者水果。

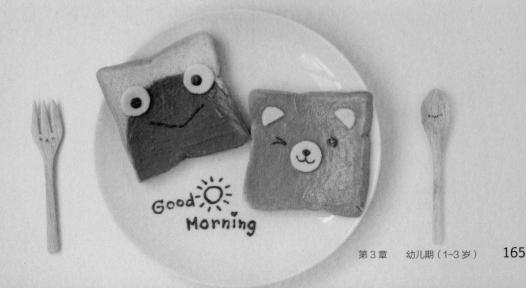

第3节

应对宝宝不适有窍门

感冒

· 感冒多由病毒、细菌引起

小儿感冒，也叫急性上呼吸道感染，是宝宝最常见的疾病，主要侵犯宝宝鼻咽部。鼻咽部感染可出现并发症，涉及邻近器官如喉、气管、肺、口腔、鼻窦、中耳以及颈淋巴结等。有时鼻咽部原发病的症状已好转或消失，而其并发症可迁延或加重。

根据引起感冒病原体的不同可将感冒分为病毒性感冒和细菌性感冒。

病毒性感冒

一般分普通感冒和流行性感冒。病毒性感冒是由呼吸道病毒引起的，其中以呼吸道合胞病毒和鼻病毒较为常见，病毒从呼吸道分泌物中排出并传播。病毒生存在人体细胞内，没有药物可以直接杀死感冒病毒，对抗它们最简单有效的方法就是依靠人体的免疫系统。

细菌性感冒

可由溶血性链球菌、肺炎球菌等引起。如果检查结果显示白细胞计数较高，且中性粒细胞百分比升高，可能是细菌引起的感冒。

治疗细菌性感冒，需要在医生的指导下用药，必要的时候需要应用抗生素。

· 宝宝感冒的家庭护理办法

勤漱口，缓解咽喉痛

对感冒的宝宝来说，漱口是一个很好的缓解症状和减少病原体的方式。可直接用温水漱口，也可以在温水中加上一点盐，每次饭后和睡前漱漱口。

充分休息

对于感冒的宝宝，良好的休息是至关重要的，尽量让宝宝多睡一会儿，适当减少户外活动，别让宝宝累着。

如果宝宝鼻子堵了或者痰多，可以在宝宝的褥子底下垫上一两块毛巾，将其头部稍稍抬高，使宝宝呼吸更顺畅。

擤鼻涕，保持呼吸道通畅

宝宝还太小，不会自己擤鼻涕，让宝宝顺畅呼吸的最好办法就是帮宝宝擤鼻涕。

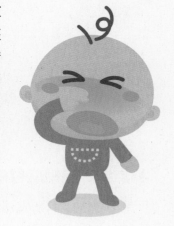

1 缓解鼻塞。把生理盐水滴到宝宝鼻孔里，帮助宝宝保持鼻孔滋润和通畅。这里说的生理盐水指的是医院输液时使用的 0.9% 的氯化钠溶液，用灭菌的小滴管吸出来，滴一滴到宝宝的鼻孔，也可以把生理盐水滴到灭菌棉棒上，然后小心地塞进宝宝的鼻孔，刺激他的鼻子，让他打喷嚏，这样就可以把鼻垢打出来，鼻塞就可以得到缓解了。如果觉得去医院开生理盐水麻烦，可以去药店买生理性海水鼻腔喷雾剂。

2 清理鼻涕。可以试着用吸鼻器或将医用棉球捻成小棒状，沾出鼻子里的鼻涕。

保持居室湿润、清洁

室内湿度适宜对宝宝的呼吸道黏膜有一定的保护作用。如果室内太干燥，可用加湿器加湿。每天用白醋和水清洁加湿器，避免灰尘的聚集和病菌的滋生。

· 仔细观察宝宝的感冒症状

宝宝感冒期间，家长应该仔细观察宝宝的症状，判断病情的轻重。当宝宝出现以下症状时，家长应给予重视，以便能及时去医院就诊。

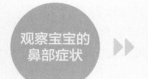

观察宝宝的鼻部症状 ▶▶ 如果宝宝感冒后期，从流清鼻涕变成了流黏稠黄鼻涕，可能是继发了细菌感染，家长应引起重视，否则一旦鼻部炎症加重或发展至鼻窦炎，病情就不好控制了；如果宝宝的鼻塞症状特别严重，导致夜间躺下时无法入睡，也应该及时去医院就诊。

如果宝宝持续高热，体温维持在 38.5℃上，说明感冒比较严重，应及时去医院就诊。

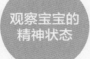 如果宝宝的精神状态很不好，总是爱睡觉、不想吃饭，那么即使他感冒前期的症状并不严重，也应该到医院就诊；相反，如果宝宝的精神状态很好，爱吃、爱玩，那说明病情不严重。

 如果宝宝仅出现轻微的咳嗽症状，一天也咳不了几声，那么可以先在家观察，但如果宝宝咳嗽很频繁，夜里睡觉受到了影响，要及时去医院就诊；或者，当宝宝出现了咳痰现象，家长能够听到咳嗽的声音很深，不是来自于嗓子的浅咳，也说明情况比较严重。

·补点锌，缩短感冒病程

研究发现，补锌能够缓解感冒症状，并缩短病程。

1 补锌能缩短感冒病程。无论哪个年龄段的人群，在感冒期间服用补锌制剂，都可以缩短感冒病程。

2 补锌能缓解感冒症状。在出现感冒症状的第一天就补锌，能够有效控制病情，减轻症状。与未补锌的患者相比，补锌的患者好得更快。

3 补锌可增强人体免疫力。人体 90% 的疾病与免疫力下降有关，锌对免疫因子的产生有调节作用，抵抗力强了，感冒好得快。

这样给宝宝补锌

· 从饮食中摄取丰富的锌最安全
含锌较多的食物有牡蛎、贝类、猪瘦肉、牛肉、鸭肉、猪肝、鱼类、鸡蛋、黄豆、玉米、小米、核桃、松子等，要根据宝宝的具体情况选用补锌食物。

· 补充锌制剂一定要在医生指导下进行
对于缺锌严重的宝宝，除了饮食补充之外，还需要用锌制剂治疗，但一定要在医生的指导和监测下进行。

发烧

发热也叫发烧，本身并不是一种疾病，只是疾病的一种症状。事实上，它是身体为了抵抗病毒与细菌所产生的一种保护性反应。

当孩子体温升高时，妈妈要先排除一切致热因素：孩子是不是刚运动完，有没有出牙或打疫苗。如果是持续发热，需要了解具体的体温值及精神状况如何。当体温达到38.5℃、孩子状态不佳时，要适时给予退烧药，并做好相关护理。

· 不同程度发热的护理攻略

在日常生活中，当孩子体温升高时，家长应根据其状态和发热程度给予相应的护理。

体温 < 38℃

经测量，体温在37.3~38℃，为低热，如果孩子的精神状态不错，可以在家中观察，给孩子多补水（未添加辅食时可勤喂奶）的同时采用物理方式退热，如除去多余衣物、温水擦浴等。

如果孩子不喜欢喝白开水，可以榨一些西瓜汁或者是梨汁给孩子饮用，不仅能补充水分，还可帮助降温。

 马医生贴心话

越"捂"体温越高

发热的患儿千万不能"捂"，有些家长以为把宝宝裹得严严实实，给宝宝"捂出一身汗来"，体温就能降下来了，事实上，越"捂"体温越高。这样做不仅影响宝宝散热，还会诱发小儿高热惊厥甚至休克等危险。所以，宝宝的体温升上去后，要解开患儿的衣服来散热。

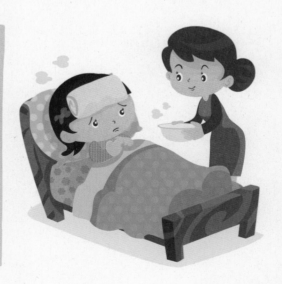

体温在 38.1~39℃

当体温在 38.1~39℃时，属于中等度热。当体温高于 38.5℃时，可能需要服用退烧药。

用药类别	代表	疗效	不良反应
对乙酰氨基酚	泰诺林	吸收快速而完全，口服 30 分钟内产生退热作用，但疗效维持的时间较短，一般为 3~4 小时	常规剂量下不良反应很少，偶尔会引起恶心、呕吐、出汗、腹痛、皮肤苍白等，但长期大量使用，会导致肝肾功能异常。6 个月以下高热患儿首选
布洛芬	美林	起效快且退热效果维持时间长，平均疗效维持时间为 4~6 小时。对于 39℃以上的高热，布洛芬退热效果比对乙酰氨基酚要好	可引起轻度的胃肠道不适，偶有皮疹、耳鸣、头痛，还会引起转氨酶升高等，也有引起胃肠道出血和加重溃疡的报道。对阿司匹林过敏的哮喘患儿禁用。一般用于 6 个月以上的高热患儿

孩子出现中等度热，可根据具体情况选择上表列出的退烧药。需要注意的是，其他类型的退烧药要谨慎使用，并且一定要遵医嘱。此外，在给孩子服用退烧药时还应注意以下 6 点：

1 口服退烧药一般 4~6 小时服用 1 次，每日不超过 4 次。

2 尽量选用一种退烧药，尤其应注意一些治疗感冒的中成药，其中常含有对乙酰氨基酚等退烧药成分，应避免重复用药。

3 不宜空腹给药，尽量饭后服用，以避免药物对胃肠道的刺激。

4 疗程不宜超过 3 天，热退即停服。服药 3 天后仍发热，应咨询医生。

5 服退烧药后应多饮水，及时补充电解质，以利于排汗降温，防止发生虚脱。

6 如果是体弱、脱水的患儿，不宜服用解热发汗的药物，以免加重病情。

• 发热期饮食原则

总体饮食宜清淡

发热时唾液的分泌、胃肠的活动会减弱，消化酶、胃酸、胆汁的分泌都会相应减少，而食物如果长时间滞留在胃肠道里，就会发酵腐败，最后引起中毒。因此饮食宜清淡、少油腻。

母乳喂养的宝宝坚持吃母乳

发热时，母乳喂养的宝宝要继续吃母乳，并且增加喂养的次数和延长每次吃奶的时间。吃配方奶的宝宝可以喂稀释的配方奶、稀释的鲜榨果汁及白开水。

饮食以流质、半流质为主

为宝宝准备的食物要易于消化，多选流食或半流食。流质食物有牛奶、米汤、绿豆汤、少油的荤汤及各种鲜果汁等。夏季喝绿豆汤，既清凉解暑又有利于补充水分。

体温下降、食欲好转时改半流质饮食，如藕粉、米粥、鸡蛋羹、面片汤等。以清淡、易消化为原则，少食多餐。不必盲目忌口，以防营养不良、抵抗力下降。伴有咳嗽、痰多的宝宝，不宜过量进食，不宜吃海鲜或过咸、过油腻的菜肴，以防引起过敏或刺激呼吸道，加重症状。

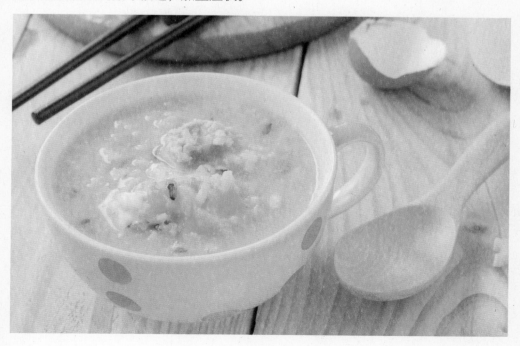

扁桃体炎

扁桃体在机体抵抗力低时会感染细菌或病毒，引起炎症，进而使宝宝出现发热、咽痛、咳嗽等症状，称为扁桃体炎。扁桃体炎是宝宝的常见病。

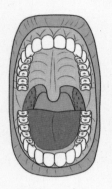 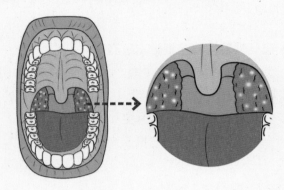

正常的扁桃体 　　　　　发炎的扁桃体

·扁桃体炎的分类

扁桃体炎有急性和慢性之分，其症状表现也不相同。

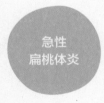

起病急，症状较明显，宝宝常有高热、咽痛，伴有恶寒、乏力、头痛、全身痛、食欲下降、恶心呕吐等。扁桃体有明显的充血和肿大，年龄较小的宝宝则表现为流口水、拒食、哭个不停。病情严重者扁桃体上可见数个化脓点，又称化脓性扁桃体炎，此时宝宝体温可能很高，持续时间也更长。

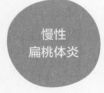

症状较轻，偶尔表现为咽干、发痒、有异物感等，常反复发作，可能会有急性发病史。颌下淋巴结会出现肿大，且淋巴结肿大情况可能会持续数周。

家长在辨别症状时不能只凭全身症状，而应检查宝宝的咽部，若扁桃体有明显的充血和肿大，就可做出正确判断。

宝宝为什么易患扁桃体炎

感染因素

扁桃体炎的主要致病菌为乙型溶血性链球菌，流感嗜血杆菌、肺炎链球菌、腺病毒等也可引发本病，细菌和病毒混合感染者也较多见。引发扁桃体炎的病原体可通过飞沫、食物或直接接触传播。

生理因素

与成年人相比，婴幼儿鼻腔及咽部相对狭小，而且咽部较垂直，加上鼻咽部有丰富的淋巴组织，很容易感染病菌。

免疫力低下

病原体常存在于正常人的口腔及鼻咽部而不致病，当某种因素使宝宝全身或局部抵抗力降低时，病原体会乘虚而入，从而导致本病的发生。

宝宝扁桃体炎的家庭护理办法

居室宜清洁 ▶ 宝宝的居室应干净、清洁，空气宜清新，避免在室内吸烟，以减少对宝宝咽部的刺激。温度、湿度也应适宜，室温以不感觉冷为宜，不宜太高。

保持宝宝口腔卫生 ▶ 可用淡盐水漱口，每天 4 次，保证口腔清洁，以缓解症状、减轻炎症。

注意增减衣物 ▶ 天气变化或早晚温差大时，要注意给宝宝增减衣服，以防加重宝宝的病情。宝宝体温过高时，最好用物理方法降温，用温水泡澡或擦拭宝宝的腋下、大腿根、腘窝等处，防止宝宝发生惊厥。

| 增强抵抗力 | ▶ | 患有慢性扁桃体炎的宝宝要注意增强抵抗力。天气好时带宝宝到户外锻炼，增强机体的抵抗力。 |
| 遵医嘱用药 | ▶ | 听从医嘱，每天用淡盐水、复方硼酸溶液或1：5000呋喃西林溶液漱口，或选用度米芬含片、溶菌酶含片等。 |

 马医生贴心话

孩子反复高热，警惕化脓性扁桃体炎

孩子反复高热，需要警惕化脓性扁桃体炎。该病是细菌或病毒感染引起的急性化脓性炎症，起病急，伴有高热，体温可超过39℃，有时伴有头痛、食欲下降、疲乏无力等，还可能因高热引起抽搐、呕吐。部分孩子可能出现下颌淋巴结肿大，甚至出现脖子转动受限。

让孩子多卧床休息，多饮水，以加速毒素排出；每天多次用淡盐水漱口，保持口腔清洁；在给孩子用抗生素时，应密切观察孩子的体温、脉搏变化，如孩子持续高热，应及时就医。如果孩子一年内扁桃体炎发作6次以上，且引起上呼吸道阻塞并出现睡眠呼吸暂停，或双侧扁桃体大小差别很大，要请耳鼻喉科医生评估是否需要手术治疗。

宝宝患扁桃体炎期间要清淡饮食

1 饮食宜清淡，可选择吃一些乳类、蛋类等高蛋白食物，以及橙子、白菜等富含维生素C的食物。

2 应适当多给宝宝饮水，也可以喝些果汁等。

3 当宝宝出现吞咽困难时，不要强迫宝宝进食，可以选择易吞咽、易消化的半流质饮食，如米汤、绿豆汤、果蔬泥、蛋汤等，以减轻咽喉疼痛。

4 宜食一些清热去火的食物，如金银花、苦瓜、梨、柚子等。

腹泻病

　　腹泻病是一组由多病原、多因素引起的以大便次数增多和大便性状改变为特点的消化道综合征，是 0~3 岁宝宝最常见的疾病之一，也是造成宝宝营养不良、生长发育障碍的重要原因之一。

不同程度的腹泻

<table>
<tr><td>轻型</td><td>重型</td></tr>
<tr><td>大便次数增多，但每次大便量不多，大便稀薄，呈黄色或黄绿色，常见白色奶瓣和泡沫，无脱水及全身中毒症状。</td><td>食欲低下，常有呕吐，腹泻频繁，一天大便 10 次以上，大便呈水样喷出，有不同程度的脱水，出现宝宝皮肤干燥、小便减少、口渴等症状。</td></tr>
</table>

这些情况，宝宝要马上就医

　　轻型腹泻一般会自愈，如果呕吐和腹泻持续不缓解，或者有以下几种迹象，应尽快带宝宝去医院就医。

- 没有小便、口干、哭无泪、精神不振。
- 发热超过 39℃、情绪烦躁。
- 囟门凹陷。
- 大便有脓血或柏油样黑便。

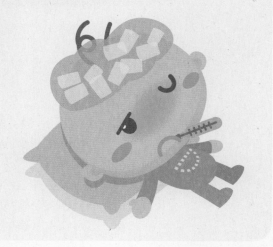

· 宝宝腹泻的家庭护理办法

宜注意消毒和隔离

- 可以将宝宝的大便装到干净的玻璃容器中，然后送到医院做化验，在医生的指导下服药。
- 注意宝宝腹部的保暖，如果宝宝腹部受凉，会刺激肠蠕动，加重腹泻。
- 宝宝的用品和玩具要及时清洗并消毒，以免反复感染。
- 宝宝的奶瓶、水杯、碗筷要注意清洗，并消毒处理。冲好的奶要马上喂给宝宝喝，不可在室温下搁置太久，喝剩下的奶要倒掉。
- 如果是轮状病毒、诺如病毒感染引起的腹泻，应避免接触其他宝宝，以免传播疾病。

给宝宝科学用药

- 宝宝暂停喂食期间，要遵从医嘱补液，输注盐水及葡萄糖。缺钾时要注意补钾。

宝宝康复后应防复发

- 经常洗手。为了减少病菌感染的机会，要让宝宝勤洗手，尤其是在饭前、便后。
- 家中其他成员患腹泻，应让宝宝与其减少接触，患者的大便、呕吐物要妥善处理，用具要注意消毒。
- 轮状病毒、诺如病毒流行期间，避免带宝宝出入公众场合，减少被感染的机会。
- 玩具的消毒不可少。玩具是宝宝间互相传染疾病的重要媒介，尤其是带毛的玩具，应避免含有病毒的唾液残留于玩具上，以降低接触传染的机会。宝宝的玩具应常消毒、清洗，不要让宝宝养成咬玩具的习惯。

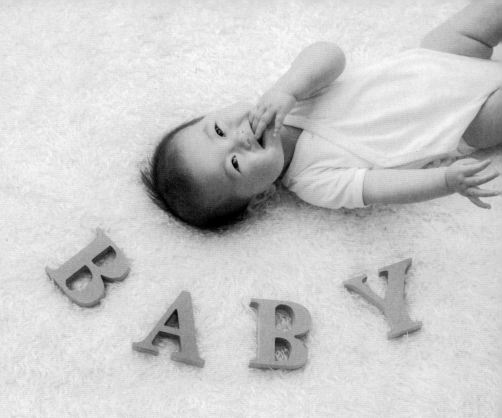

腹泻期间饮食注意事项

- **腹泻不严重时，宜吃易消化的食物**
  宝宝腹泻不严重时，不能让宝宝饿着。只要宝宝有食欲，可以喂宝宝吃一些易消化的食物，小宝宝可以喂胡萝卜汤、焦米汤、米汤、面汤及苹果泥，大一点的宝宝可以喂少量山药粥、小米粥、烂面条等。

- **多喝水，防止脱水**
  宝宝反复出现呕吐或腹泻时很容易出现脱水现象，要让宝宝多喝白开水，防止出现脱水。宝宝饭量减少并且症状加重时，要在医生指导下喂口服补液盐。

- **吃奶的宝宝宜改为代乳品**
  习惯乳类饮食的宝宝可以暂停乳类，改为代乳品，或发酵酸奶，或去乳糖配方奶，以减轻腹泻，缩短病程。

- **呕吐加重时，要暂停固体食物**
  宝宝呕吐加重时停止给宝宝喂米饭或其他固体食物至少半天，让胃肠获得适当休息，待病情减轻后喂一些流质食物，再慢慢恢复至正常饮食。

积食

积食是中医里的一个病症名称，对应西医里的消化不良，是指宝宝乳食或饮食过量，损伤脾胃，使食物停滞于中焦所形成的胃肠疾患。宝宝积食日久，不思饮食，会造成营养不良，进而影响生长发育，所以必须引起高度重视。

·宝宝积食是溺爱惹的祸

对于自己喜欢吃的食物，宝宝往往没有自制力，会使劲地吃，本来家长应该担起阻拦的责任，但不少家长会让宝宝把喜欢吃的食物吃个够。殊不知，这不是爱宝宝，而是害了宝宝。

宝宝每天吃的食物应该多样化，同一种食物摄入过量，超出肠胃的消化能力，食物就会堆积在肠胃里，导致宝宝积食。

·这些症状说明宝宝积食了

症状	具体表现
口气有异味	妈妈如果感觉宝宝的口气最近变化较大，可能是积食了
大便次数增多、有臭鸡蛋味	如果宝宝大便次数增多，且每次黏腻不爽，甚至腹泻，大便有腐败的臭鸡蛋味道，这种情况应考虑是否是积食
舌苔变厚	宝宝的舌苔中间变厚，有的是整个舌苔变厚变腻，有的是舌体中间出现一块硬币大的厚舌苔，这些情况要考虑是否是积食（需注意，0~3个月的宝宝舌苔厚、发白，多见于奶渍残留）
嘴唇突然变红	如果妈妈发现宝宝的嘴唇突然变得很红，像涂了口红，这时应怀疑是积食化热了
面部发红	宝宝右侧的颧骨部发红，往往是积食导致的
食欲降低	原来胃口大开的宝宝变得没有食欲了，大点的宝宝还会说肚子胀、肚子疼，很可能是积食了
晚上睡觉不踏实	宝宝晚上睡觉翻来滚去，身体乱动，比较小的宝宝在睡觉时还会哭闹，这就是中医说的"胃不和则卧不安"，很可能是积食引起的

· 宝宝积食的家庭护理办法

宜适当运动 ▶ 宝宝进食 30 分钟后，可以适当运动一下，能促进胃肠蠕动，对缓解宝宝积食有益。

天气晴好的时候，带宝宝下楼，到小区或公园中晒太阳、散步。小宝宝可以由妈妈夹住腋下在腿上蹦蹦、跳跳；大点的宝宝可以爬爬、坐坐；学走路的宝宝，可以由大人扶着练习走路；能自己玩耍的宝宝，可以多跑跑、跳跳，或与其他小朋友一块儿玩。这样可增加热量消耗，促进胃肠蠕动，加速消食。

宜合理用药 ▶ 给宝宝吃一些助消化、养胃的药物，如多酶片、小儿化食丸、小儿健脾化积口服液等。但一定要在医生的指导下服用。

宜捏捏脊，健脾益胃，缓解积食 ▶ 宝宝俯卧床上，妈妈用拇指、食指和中指从尾椎骨一直捏到脖子，拇指在后，其余四指在前，边捏边向前推动，重复 6 遍。

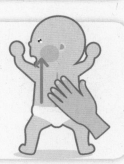

· 积食饮食指导

1 ▶▶ **饮食清淡易消化**

一旦发现宝宝积食了，饮食要清淡，不要食用太多难以消化的肉类，多吃蔬菜、水果等富含膳食纤维的食物，以促进宝宝肠胃蠕动、缓解积食。

可以吃些半流质食物，如米粥、面片等易消化吸收的食物。还要适当吃些能促进消化的食物，如山楂鸡内金粥、陈皮粥等。

不要喝冷饮

喜欢冷食冷饮的宝宝，容易出现食欲不振、消化不良，时间长了极易伤及脾胃，出现消瘦、发育迟缓。

晚餐这样吃

宝宝晚上吃得太晚、太腻、太饱，对肠胃都不利。因为晚上宝宝运动少，肠胃蠕动减慢，吃多了会增加肠胃负担，不利于消化吸收。所以，宝宝晚餐最好吃些清淡的食物，如粥、面条、汤、素菜等。进餐时间最好在18点之前，且吃八成饱即可。

如果吃肉的话最好选择脂肪含量低的鸡胸肉、鱼肉等。甜点、油炸食品尽量不要吃。

缓解积食的食物

糖炒山楂

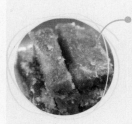

取红糖适量（如宝宝有发热的症状，可改用白糖或冰糖），入锅用小火炒化（为防炒焦，可加少量水），加入去核的山楂适量，再炒5~6分钟，闻到酸甜味即可。饭后让宝宝吃一点，可消食，尤其适合吃太多油腻肉食引起的积食。

胡萝卜

宝宝消化不良时，可将胡萝卜煮烂，并适当加点红糖让宝宝服食，效果很好。

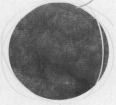

米汤、面汤

要又软又稀，才易于消化。经6~12小时后，再进食易消化的蛋白质食物。

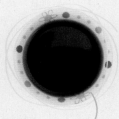

食醋

醋也是一宝。鸡蛋吃得过多引起积食的宝宝可用一汤匙醋对少许米汤，喂给宝宝喝。另外，吃了太多油腻的食物，宝宝觉得恶心时，可以直接喝一点儿醋，小口、慢咽，宝宝会觉得舒服些。

手足口病

宝宝可能会多次感染手足口病

　　宝宝手足口病是由肠道病毒引起的传染病，肠道病毒多达几十种，而引发手足口病的肠道病毒有 20 多种（型）。其中，柯萨奇病毒 A16 型和肠道病毒 A71 型引起的手足口病最为常见。多发生于学龄前儿童。

　　手足口病全年均可发生，但以夏秋为主。由于病原体类型较多，各种类型之间不存在交叉免疫，所以宝宝可能会多次感染手足口病。

手足口病有哪些症状

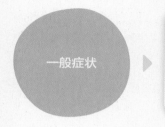

一般症状 ▶ 从名字可知，该病容易发生在宝宝的手、脚和口腔中。通常为急性起病，会出现米粒大小的斑丘疹和疱疹，并伴有发热、口痛、厌食等症状。宝宝会感到疼痛，但并不严重，一般 1~2 周即可痊愈，而且不会留下后遗症。

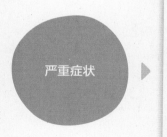

严重症状 ▶

呼吸系统
呼吸急促或困难，还可能出现口吐白沫或血沫的症状。

神经系统
精神萎靡、嗜睡、易惊、头痛、谵妄，甚至昏迷；肌无力或急性弛缓性麻痹等。

循环系统
面色灰白、四肢发凉、出冷汗，心跳加快或减慢，需及时就医。

手足口病的传播途径

飞沫

患病宝宝的飞沫中可能带有病毒，宝宝之间玩耍互动过程中，病毒便传播开了。

粪口传播

这是主要的传播方式，大便中的病毒污染了环境，又经呼吸道和消化道感染人。

接触

接触患病宝宝玩过的玩具、用过的餐具等，都可能会感染病毒，幼儿园等人群密集的地方病毒传播较快。

宝宝手足口病的家庭护理办法

1 消毒隔离。宝宝一旦患上手足口病，应立即就医。暂时不要去幼儿园等人群密集的地方，以免传播疾病，一般需要隔离2周。宝宝用过的餐具等要彻底消毒，可以用含氯的消毒液浸泡后用清水清洗，不宜浸泡的物品可通过日晒来消毒。

2 通风换气。经常开窗通风换气，保持空气清新、室内温度适宜。宝宝生病期间，家里不宜招待客人。

3 皮疹护理。宝宝的衣物、被子应经常更换，保持干净，妈妈要定期为宝宝修剪指甲，以免其抓破皮疹。此外，如果宝宝的小屁股上也有皮疹，妈妈应及时为其清理大小便，更换尿布或纸尿裤，保证小屁股的干爽。

4 发热护理。宝宝手足口病伴有的发热通常为低热或中等程度的发热，一般不需要特殊处理，多喝水就可以帮助降温。不过，体温如果超过38.5℃，就需要在医生指导下服用退烧药了。

宝宝手足口病的喂养注意事项

宝宝应适当多休息，多喝温水。宝宝因口腔疱疹而胃口较差，吃东西困难，妈妈应准备清淡可口、容易咀嚼和消化的食物，避免生冷、辛辣的刺激性食物。

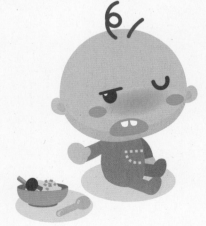

第4节

父母早教有方

大运动能力训练

· 1~1.5 岁训练重点

1 岁的宝宝已经能独立行走，15 个月时多数宝宝已走得较稳，18 个月时宝宝已经可以走得很稳，会起步、停步、转弯、蹲下、站起、向前走和向后退。宝宝虽然还不能很好地穿衣服、拉拉链，但已经学会自己脱衣服了。而且，宝宝开始学着用工具去够取东西了。

学跳跃和倒退走

让宝宝练习双脚跳、拖着玩具倒退走，或做"你来我退"的游戏，此练习能教宝宝较稳定且持续地倒退走。

训练宝宝上台阶

宝宝如果行走得比较自如，可有意识地让宝宝练习上台阶，从较矮的台阶开始，让宝宝不扶人只扶物，自己上楼梯，逐渐再训练宝宝下楼梯。

训练宝宝跑步

在和宝宝追逐玩耍的过程中，有意识地让宝宝练习跑和停，渐渐地，宝宝会在停之前放慢速度，使自己站稳。最后宝宝能够放心向前跑，也不至于因为速度快、头重脚轻而向前摔倒了。

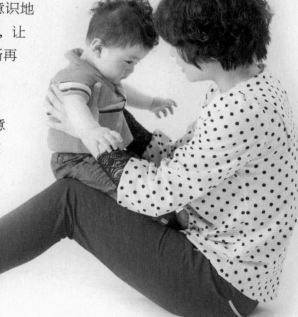

1.5~2岁训练重点

快到2周岁的宝宝，随着自己能够独立走路，就不愿意让爸爸妈妈过多干预他的行动了。

爬上高处

让宝宝搬个板凳放在床前，先上板凳，上身趴在床上，然后把他的一条腿放在床上，帮助他爬上去。宝宝慢慢就会知道先爬上椅子，再到桌子上够取玩具。

这时候，要将可能伤及宝宝的物品，如暖水瓶等移开，也不要在桌子上铺桌布，以免宝宝发生意外。

练习上、下楼梯

平时，妈妈可以训练宝宝学习上、下楼梯，开始时选择的楼梯不要有太多层，让宝宝能顺利上完楼梯，体验成功的快乐。

练习跑步

妈妈可以在风和日丽的时候，带着宝宝到户外进行活动，与宝宝一起玩捉迷藏等，在找妈妈的过程中，引导宝宝练习跑步。

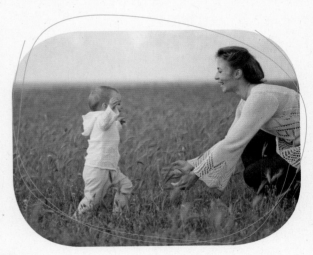

在追逐中提示宝宝"宝宝快点跑，我在这儿等着你呢"，妈妈要告诉宝宝在停之前要放慢速度，这样才能使自己站稳当。

锻炼宝宝走"S"形线和直线

妈妈用粉笔在地上画一条约10米长的"S"形线，让宝宝踩着线往前走，如果宝宝始终能踩着线走，妈妈要给予表扬。妈妈可以鼓励宝宝多走几趟，这样能促进宝宝左右脑的同步健康发展。

在"S"形线行走自如的基础上，可以玩一些走直线的游戏。妈妈可以将五块地板砖比作桥，让宝宝练习从桥上走，也可以带着宝宝到室外，画一条直线，叫宝宝踩着线走。这能提高宝宝的平衡能力。

2~2.5岁训练重点

这一阶段的宝宝，运动能力已经非常强了，具有良好的平衡能力，并会拍球、抓球和滚球了。宝宝这个时期的运动量较大，因此肌肉结实、有弹性。

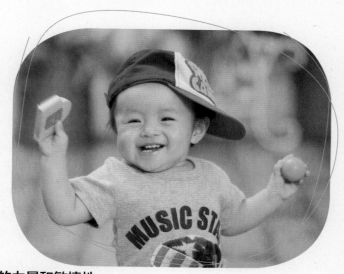

向墙壁投球，训练手臂的力量和敏捷性

爸爸首先给宝宝做个示范，让宝宝使出全身力气往墙壁投球，然后再让宝宝跑去接反弹回来的球。虽然刚开始球会四处弹跳，但是在多次练习后，宝宝就能够控制方向了。

2.5~3岁训练重点

现在，宝宝已经不满足于慢慢走路，而是逐渐加快脚步，并且伴随着身体平衡能力的发展，能够开始跳跃。宝宝也可以学习跳格子、跳远了。

跳跃

跳跃是宝宝成长过程中必不可少的一个重要环节，对宝宝的益处颇多。但是跳跃时，一定要有一个正确的姿势。

跳跃的正确姿势：两脚稍稍分开，呈半蹲状，小屁股微翘，攥紧小拳头，然后开始起跳。

向下跳

下楼到最后一个台阶时，从台阶上向下跳。反复练习，要注意保护宝宝。

向前跳

带着宝宝去儿童游乐园，示范立定跳远，鼓励他跟着学，与宝宝一同练习，边跳边说"看谁跳得远"。跳远可以让宝宝了解长度的概念，同时更可以锻炼宝宝的运动协调能力。

精细动作能力训练

· 1~1.5 岁训练重点

1 岁以后的宝宝，在日常生活中，能不断模仿成人的示范动作，逐步学会使用物品，如用茶杯喝水、用勺子吃东西、戴帽子、擦鼻涕、洗手等；能配合大人穿衣裤，自己脱鞋袜；能在妈妈的指导下初步尝试握笔，并在纸上画出道道。

这一阶段，父母可通过游戏、手工制作，鼓励宝宝做力所能及的事，如搭积木、穿珠子、拼图、穿塑料管、捏泥塑等；还要注意训练宝宝拿勺子的方法，以及左右手的握、捏等精细动作。

· 1.5~2 岁训练重点

有的宝宝到 1 岁半，就能自己解纽扣和系纽扣了。这个年龄段，让宝宝配合穿脱衣服已经没有问题，可以让宝宝自己试着脱衣服或穿衣服。一旦宝宝产生了兴趣，就会很想去做。尽管宝宝可能会把后面穿到前面、里面穿到外面，还是要先夸奖宝宝自己会穿衣服了，然后再说穿反了来提醒宝宝注意。

比赛串珠子，训练手、眼、脑协调能力

妈妈可以准备一些珠子和一些绳子，和宝宝比赛穿珠子。妈妈应先做一下示范，告诉宝宝必须在孔的另一侧将绳子提起。这个动作要经过反复练习才能熟练，渐渐可加快速度，并可通过将珠子按从大到小的顺序穿起来，来提高准确性。

折纸游戏，锻炼手部稳定性

宝宝折纸时，会折 2~3 折，但是还不成形状；搭积木时，能搭高 5~6 块；穿扣眼儿时，能将细线穿过扣眼儿，到 2 岁时，能将细线从另一侧拉出来。

这个时期，爸爸妈妈可以通过日常活动，如卷毯子、卷毛巾、撕纸等鼓励宝宝做力所能及的事情，促进手部动作的稳定性、协调性和灵活性，发展宝宝的精细动作能力。

• 2~2.5岁训练重点

能够用笔有方向性地画直线、画圈；能玩泥塑、拼插造型；能自己吃饭，自己脱鞋袜；能穿上面开口的衣服，能扣扣子等。

有计划有步骤地训练宝宝扣纽扣、学剪纸、穿珠子、涂鸦、拼图等，同时搭配各种玩具和生活用品，如一些盒子、瓶子、杯子或碗，给宝宝自由摆弄，使宝宝更加心灵手巧。

• 2.5~3岁训练重点

接近3岁的时候，宝宝能画一些简单的图形，可以完整地画出人的身体结构，虽然比例不协调，但基本位置可以找准了；部分宝宝可以用剪刀剪开纸张了；宝宝还能把馒头或面包一分为二。

继续通过搭积木、拼图、剪纸等游戏来锻炼手的灵活性。这一阶段，难度可以加大一些。在玩的时候，父母可以先给孩子做示范，让孩子模仿动作，然后再让孩子自己操作。当孩子取得成绩时，父母要及时予以表扬。

语言能力训练

·1~1.5 岁训练重点

宝宝1岁后，是正式开始学说话的阶段，这时爸爸妈妈要根据宝宝的语言发育特点，结合具体事物和情境、动作，反复训练，并要有意识地训练宝宝说完整的话。

延迟满足法

很多时候，爸爸妈妈没等宝宝说话，就将宝宝想要的东西送给他，使宝宝没有说话的机会，时间长了，宝宝就会变懒。

实际上，宝宝要说出一个新词，从大脑的指挥到发声器官的运动是需要一定的反应时间的。为了鼓励宝宝开口讲话，让他主动地表达需求，就要给宝宝时间去反应，这时需要施行延迟满足法。比如当宝宝要喝水时，必须先鼓励他说出"水"字来，然后再给他递水。

激发宝宝说话的兴趣

对比较腼腆的宝宝，爸爸妈妈要积极引导，激发宝宝的兴趣，鼓励宝宝开口说话。跟宝宝一起做游戏时，爸爸妈妈可以在一旁不停地说："兔子跑，小马跑，宝宝跑不跑？"当宝宝反反复复听到"跑"字后，慢慢地就会开口说"跑"字了。

让宝宝多接触，多听

爸爸妈妈要通过图片、实物等，耐心反复地教宝宝认识事物。多讲故事，故事能够给宝宝带来欢乐，能刺激宝宝学习的兴趣。

鼓励宝宝用词组表达意图

在宝宝学会用1个字表达自己需求的基础上，进一步训练宝宝用2个字及2个字以上的词组表达需求。如妈妈问他"到哪儿玩去"，教宝宝回答说"下楼玩去"。说对了，就要带着宝宝到楼下玩一会儿，提高宝宝的积极性。

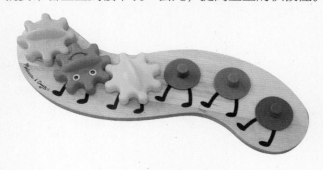

1.5～2 岁训练重点

1.5～2 岁的宝宝进入了学习语言的新阶段。在这一时期，宝宝一步步地把语言和具体事物结合起来，开始说出许多有意义的词，学习语言较快的宝宝已经能说短句了，如"爸爸再见""爷爷奶奶好"等。这个阶段的宝宝还喜欢看图画，听爸爸妈妈讲故事。爸爸妈妈要借机培养宝宝阅读和听故事的兴趣，通过讲故事的形式对宝宝进行文化教育。

说出每件物品的用途

宝宝掌握了一些日常用品的名称后，爸爸妈妈要告诉宝宝这些物品的用途。先从宝宝最熟悉的物品开始，如勺子是用来吃饭的、奶瓶是喝奶用的、饭碗是用来盛饭的等。

此外，还可进一步告诉宝宝钥匙是开门用的、雨伞是挡雨用的等。逐渐让宝宝说出一些物品的用途。

在游戏中学说话

爸爸妈妈还可以多跟宝宝玩游戏，比如拍手游戏，"1，2，3，木头人"等，在游戏中引导宝宝模仿大人说话，在游戏中开发宝宝的语言能力。

2.5～3 岁训练重点

这一时期要注意宝宝发音的准确性。平时，父母要注意训练宝宝发音的方式和技巧，随着宝宝的成长和父母正确的引导，宝宝的发音会越来越准确。

宝宝的语言表达能力

妈妈提前将准备好的一些玩具水果或水果卡片放在桌子上，让宝宝提着小篮子或小口袋来"买"水果。

妈妈让宝宝说出水果名称，说对了就可以让宝宝将"水果"放到篮子中，说不对就不给宝宝"水果"。如果有剩下的几种水果宝宝认不出来，就教宝宝辨认，直到宝宝将所有的水果都"买"走。当宝宝知道了所有水果的名称后，让宝宝当卖者，妈妈可以故意说错 1~2 种水果名称，看看宝宝是否能发现问题并及时纠正。

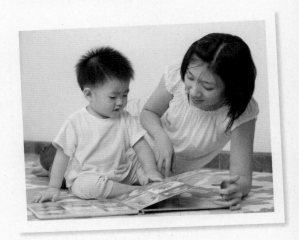

感知觉能力训练

·1～1.5岁训练重点

宝宝1岁后，认知能力有了很大的进步。到了1岁半，能分辨狗和猫、卡车和公共汽车等。此外，宝宝的记忆能力有了很大的发展，记忆的内容也能保存很长时间。宝宝能根据物品的用途来配对了，如水杯和水杯盖等。爸爸妈妈要根据宝宝认知能力的发展，进行合理的训练。

分辨物体的形状

这时候宝宝能分辨出什么能吃，什么不能吃。宝宝也能够分辨出物体的形状，可以把不同形状的积木插到不同的插孔中。

妈妈经验谈

开始模仿

宝宝会学妈妈的咳嗽声，或者宝宝曾看过妈妈某个特殊的动作，如看见妈妈捂着疼痛的胃部，宝宝也会学着妈妈的样子，同时还能模仿妈妈说话的内容、声音和表情。

激发宝宝的想象力

多给宝宝准备一些小型的生活用品，如电话、塑料盘子等，这些能为宝宝的想象游戏提供帮助。另外再给宝宝准备一些玩具，如彩色的积木、拼插玩具等，这样能给予宝宝更多想象的空间。

·1.5～2岁训练重点

这个时期的宝宝空间意识加强了，具备了上下、里外、前后的方位意识，对于图形、色彩、分类等相关的数学概念理解得更加深刻。这时候，对宝宝进行数学启蒙教育要特别注意培养兴趣，最好能采用游戏的方式，在日常生活中要渗透数学教育。

配配对

爸爸妈妈准备一些颜色相同但形状不同的物体，让宝宝分类、配对，来训练宝宝对图形的观察和判断能力。

爸爸选取红色、黄色、白色等不同颜色的小球若干，然后任意取出一种颜色的小球，再让宝宝取颜色相同的小球进行配对。在宝宝熟练后，可以进行"看谁拿得对和快"的游戏。

让宝宝学会排序

此时，爸爸妈妈可以给宝宝多个相同或不同的东西，在家长的引导下，让宝宝找出事物之间的共同点。如将玩具按照不同的颜色排序，将同一色调的玩具放一起，或是按照大小或重量排序。这样能让宝宝学会把不同的事物分类，培养宝宝的逻辑性。

·2～3岁训练重点

随着宝宝生理的发展，宝宝的认知也进一步发展。宝宝可以把要找的对象从背景中挑出，如根据"小猫"一词把"小猫"从其他玩具中找出来，根据"眼睛""耳朵"等词把小猫的眼睛、耳朵等认出来。这时，在大人言语的指导下，宝宝能感知事物，有利于宝宝观察力的形成。

区分"早上"和"晚上"

帮助宝宝初步建立时间概念。

①妈妈要准备有关"早晨"和"晚上"的两组卡片：早上活动，包括起床、洗漱、晨练；晚上活动，包括看电视、睡觉。

②妈妈出示起床、洗漱、晨练的图片，请宝宝观察后，问他："这是什么时候？"

③妈妈出示全家人看电视、哄宝宝睡觉的图片，请宝宝认真观察后，问他："这是什么时候？"

④最后，妈妈手拿起床的图片问："宝宝，天亮了，要起床了，是什么时候？"让宝宝回答："早上。"

⑤妈妈继续提问："月亮出来了，妈妈要哄宝宝睡觉了，是什么时候呢？"请宝宝回答："晚上。"

太阳公公出来了，天亮了，新的一天开始了。
月亮婆婆出来了，美丽的晚上开始了。

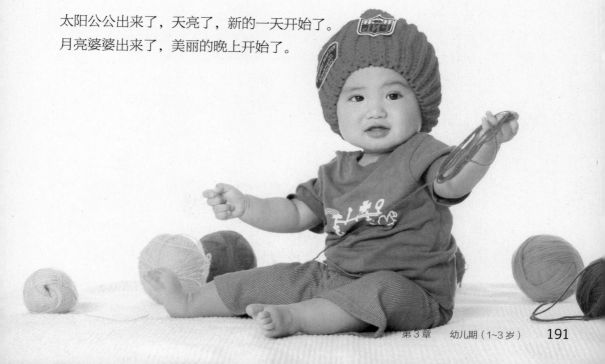

情绪控制与社交能力训练

· 1~1.5 岁训练重点

这时候的宝宝，在熟悉的环境中会非常活跃，但在生疏的环境中则会显得拘谨甚至胆怯，这是由于宝宝对外部环境缺乏足够的认知和心理准备。爸爸妈妈要注意这一点，尽量创造机会多让宝宝适应。

敲门互动游戏，大胆交往

妈妈可以和宝宝在房间里玩敲门游戏，妈妈假装"叩叩叩"地敲门。妈妈说"叩叩叩，我是妈妈，可以进去吗？"宝宝回答："好，请进！"接着角色互换，由宝宝来敲妈妈的房门试试看。

· 1.5~2 岁训练重点

这时，宝宝开始把词连成句子，而且理解能力远远超出表达能力。到了 2 岁，宝宝就能听懂一些简单指令。这时候的宝宝要多与人交往，爸爸妈妈要让宝宝初步懂得是非观念。

鼓励宝宝勇于承担责任

宝宝勇于承担责任，可以为自己赢得赞许、信任和朋友。这能让宝宝不再以自我为中心，知道自己并不总是能为所欲为。爸爸妈妈要让宝宝遭受必要的挫折，体验到后悔、难过和害怕。此外，承担责任还会让宝宝学会协调自己和外部环境的关系。因此，如果宝宝做错了，就鼓励他勇敢地承担责任。

宝宝如果把小伙伴的玩具弄坏了，就要让宝宝明白，是由于自己的过失才造成这样的后果，并鼓励宝宝承担责任，同时陪着宝宝一起去买新玩具赔给小伙伴，并向他道歉。

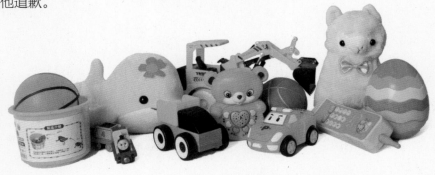

让宝宝学会认错

①不要动辄责备宝宝。宝宝没有学会道歉，可能是因为没有是非概念，不知道生活中什么是对的、什么是错的、为什么是错的，更不知道自己应该怎样改正。这时，爸爸妈妈切不可对宝宝动辄责备，而要耐心地告诉宝宝什么是错的，错在哪里。

②跟宝宝站在一条战线上。有时候，宝宝不愿认错可能是缺乏勇气，害怕承担后果，这时，爸爸妈妈要和宝宝站在一条战线上，给宝宝一种安全感，告诉宝宝每个人都有犯错误的时候，只要改了就是好孩子，避免宝宝产生畏惧感。

2~3岁训练重点

2~3岁的宝宝个性发展非常快，这时，宝宝具有了自己的意志，懂得通过争斗来控制别人。同时，宝宝也逐渐懂得了羞愧和怀疑。

个性不同，因材施教

父母要多观察宝宝的性格倾向。一般来说宝宝有以下三种性格倾向：好动的宝宝动个不停，睡眠不多；情绪化的宝宝爱哭闹、难哄；乖巧的宝宝很早就会对人表示他的情感，别人抱他时反应积极，容易安静下来。如果宝宝很情绪化，家长就需要细心地照料、支持、指导与帮助，这样会让宝宝觉得安全些，不会那么容易激动。

如果家长能稍加引导、多多关心，一个做事总是急匆匆的宝宝有可能会放慢速度。爱交际的宝宝与好动的宝宝一起玩游戏能使他们集中注意力，并延长集中注意力的时间。

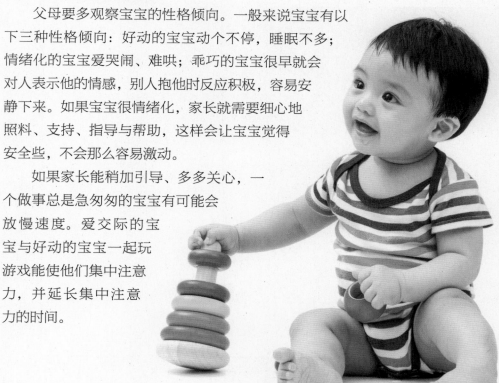

0~7 岁宝宝生长曲线

　　将孩子某一时刻的生长数据与生长曲线进行比较，找出孩子所处的百分位，即个体与群体之间的比较。但孩子的成长是动态的，评价孩子的生长，不是只观

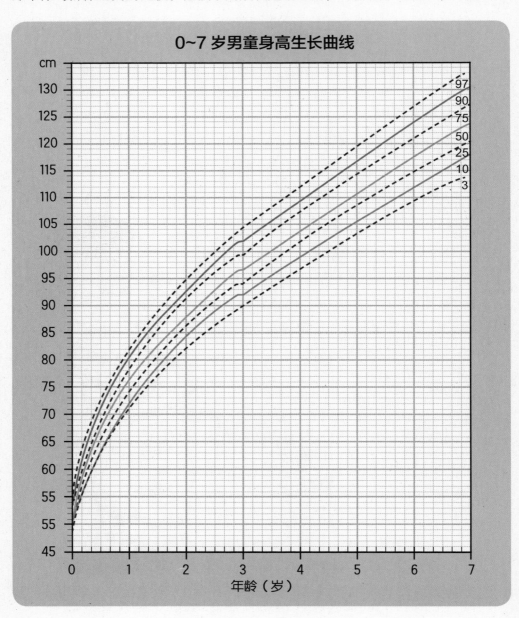

察某个时间点、某（几）个测量数据，还应观察整体的发展趋势，判断是否按照一定的速度和规律在发展。

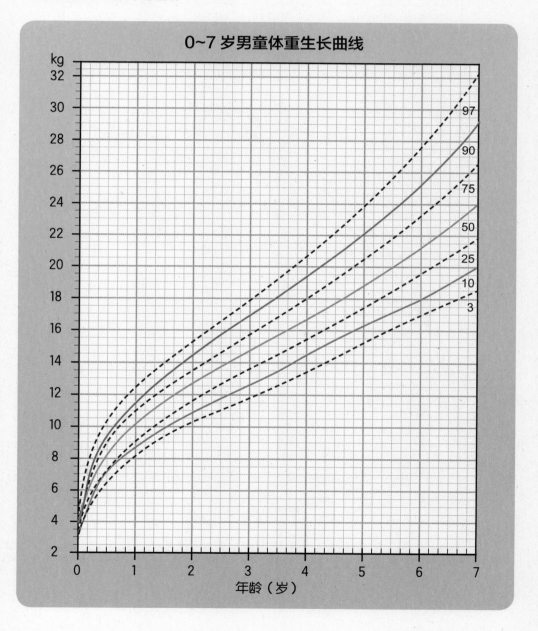

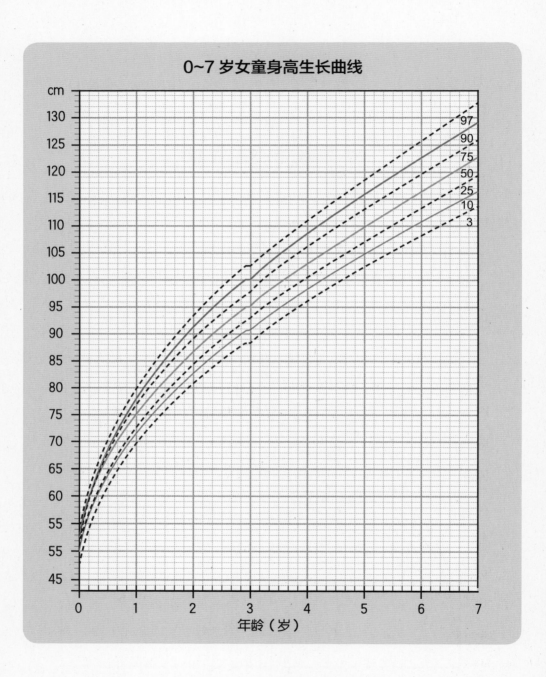

0~7 岁女童身高生长曲线

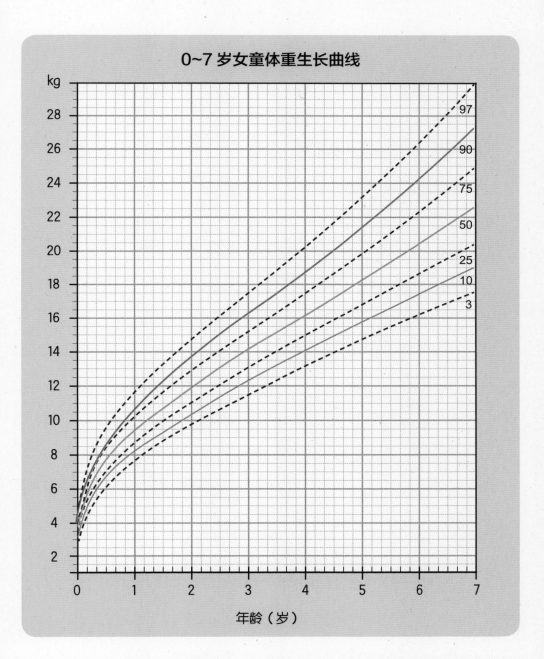

0~7 岁女童体重生长曲线

注：这4页为0~7岁男孩和女孩的身高、体重生长曲线图。曲线图中对生长发育的评价采用的是百分位法。只要孩子的身高、体重数据对应的点在第3百分位和第97百分位之间，而且长期平缓无较大波动，那么就说明孩子的成长情况良好。